DE LA PNEUMONIE MASSIVE

OU

DE L'OBLITÉRATION DES GROSSES BRONCHES

PAR

CONCRÉTIONS FIBRINEUSES DANS LA PNEUMONIE

PAR

Léon ANGLADE,

Docteur en médecine de la Faculté de Paris,

PARIS

A. PARENT, IMPRIMEUR DE LA FACULTÉ DE MÉDECINE

31, RUE MONSIEUR-LE-PRINCE, 31

1881

DE LA PNEUMONIE MASSIVE

OU

DE L'OBLITÉRATION DES GROSSES BRONCHES

PAR

CONCRÉTIONS FIBRINEUSES DANS LA PNEUMONIE

PAR

Léon ANGLADE,

Docteur en médecine de la Faculté de Paris,

PARIS

A. PARENT, IMPRIMEUR DE LA FACULTÉ DE MÉDECINE

31, RUE MONSIEUR-LE-PRINCE, 31

1881

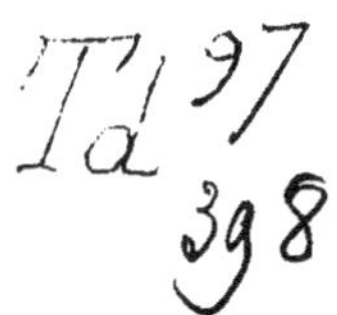

DE LA PNEUMONIE MASSIVE

ou

DE L'OBLITÉRATION DES GROSSES BRONCHES

PAR CONCRÉTIONS FIBRINEUSES DANS LA PNEUMONIE

INTRODUCTION

Le nom de pneumonie massive a été donné pour la première fois par M. Grancher à une variété de pneumonie,
dont les lésions anatomiques ont pour caractère de justi-
fier cette dénomination ; toute une partie de poumon atteinte d'hépatisation ne forme plus qu'un bloc, une masse
compacte dont tout le système aérien est complètement
obstrué par un exsudat fibrineux qui se moule sur le
bronches.

L'existence de ces moules fibrineux dans les grosses
bronches différencie anatomiquement la pneumonie massive de la pneumonie franche. Cette forme de pneumonie,
dont les symptômes dépendent absolument de l'obstruction des bronches par des concrétions fibrineuses, n'a été
jusqu'aux travaux de M. Grancher étudiée que d'une façon
incomplète, le plus souvent même elle est passée ina-
perçue. Depuis, plusieurs observations ont été publiées
sur ce sujet, mais la plupart ne présentent point l'ensemble

des signes qui a fait donner à cette variété de pneumonie le nom de massive.

Notre but est donc, après avoir compulsé et recueilli toutes les observations se rattachant à notre sujet par la présence de concrétions fibrineuses dans les bronches avec inflammation du parenchyme pulmonaire, de réunir les divers éléments qui constituent cette variété de pneumonie et d'en faire une étude aussi complète que nous le permettront les travaux faits jusqu'à ce jour sur cette question. Pour faire ce travail, nous avons lu tous les auteurs qui parlaient et avaient constaté des concrétions dans les bronches ; beaucoup font allusion aux fausses membranes de la diphthérie ou à celles de la bronchite pseudo-membraneuse ; quelques-uns reconnaissent bien les véritables concrétions fibrineuses, mais personne n'en a jamais fait une étude clinique. Il faut arriver aux travaux de M. Henrot et surtout de M. Grancher pour avoir une étude à peu près complète de la question ; c'est à ces auteurs que j'emprunte la plupart des éléments qui forment mon travail.

Je remercie M. Grancher des conseils qu'il a bien voulu me donner dans la description que je fais de cette maladie.

HISTORIQUE.

De tout temps, les auteurs ont signalé la présence des fausses membranes ou de concrétions rameuses expulsées par la toux, mais ces faits sont toujours restés mal interprétés.

Hippocrate parle d'une affection accompagnée d'un point de côté avec expectoration de concrétions fibrineuses.

Galien cite un cas où il avait observé probablement une fausse membrane bronchique; il la prit pour des vaisseaux pulmonaires expectorés. Sa théorie fit foi dans la science pendant plusieurs siècles. Plus tard, parmi les auteurs qui en signalèrent de nouveaux cas, nous pouvons citer Bontius (1642), Bartholin (1648), Paw, Mœllenbrœck (1650) et Tulpius, qui professèrent la doctrine de Galien.

Clarke et Lister (1697) en Angleterre sont les premiers qui aient paru expliquer la formation de ces concrétions, en disant qu'elles étaient formées dans les dernières ramifications bronchiques par l'humeur muqueuse des petites glandes et en les comparant à des polypes du poumon. Ruysch, Bussière, Lemery (1704), Sue, Samber et Nichols (1727-1731) rapportent des faits analogues et les expliquent comme Lister.

De Bremond, dans une traduction en français (des Transactions philosophiques), résume ainsi la croyance de son temps : « Un polype du poumon, c'est la concrétion, la coagulation d'une matière lymphatique qui a séjourné dans la cavité de vaisseaux pulmonaires aériens et s'y est moulée.»

Haller paraît avoir accepté la théorie de Lister. Murray (1785) réfuta la théorie de Lister, comparant les concrétions polypeuses des bronches aux productions analogues que l'on trouve dans le cœur, les gros vaisseaux et l'utérus. Il établit qu'elles sont formées par la lymphe coagulable du sang qui transsude petit à petit dans les bronches et s'y solidifie, et qu'elles surviennent le plus souvent à la suite d'une hémoptysie. Sénac attribue la formation des polypes à la nature lymphatique du sang, Hewson à une lymphe coagulable.

Reil parle d'une exsudation de lymphe plastique dans les bronches pendant une pneumonie.

Baillie et Voigtel disent que le poumon se farcit de lymphe coagulable, mais ils n'indiquent pas jusqu'à quel point les bronches en sont oblitérées.

Le Dr Reynau parle de la bronchite pseudo-membraneuse occupant les petits canaux aériens et constituant une forme spéciale de pneumonie.

Morgagni rapporte plusieurs observations de pneumonie qui paraissent avoir été compliquées de concrétions dans les bronches des lobes hépatisés : il raconte l'histoire d'un homme âgé de 78 ans, qui rendit pendant le cours d'une pneumonie des crachats épais mêlés de particules blanches, comme polypeuses. A l'autopsie, il trouva le lobe inférieur du poumon gauche hépatisé; dans les réflexions qui suivent cette observation, il soupçonne que les concrétions blanchâtres mêlées aux crachats se sont formées dans la trachée artère. Plus loin il rapporte l'histoire d'une épidémie de pneumonie qui pendant l'hiver de 1738 sévit avec une grande violence dans plusieurs monastères. Il cite quelques cas dans lesquels plusieurs religieuses moururent le quatrième jour d'une pneumonie compliquée de concrétions dans les bronches.

Hunter, Canstatt, Hayes, Michaelis et autres, qui publièrent des cas d'expectoration de concrétions plastiques, adoptèrent les idées de Murray.

Louis, dans son mémoire sur le croup chez l'adulte, (1826), insista sur ce fait que, dans un grand nombre de cas, les membranes croupales s'étendent jusque dans les ramifications bronchiques.

Des faits semblables furent recueillis par Heurteloup (thèse de Paris, 1828) et par Barth.

Il faut arriver jusqu'à Lobstein (1835, Archives médicales de Strasbourg) pour avoir la première et meilleure description des productions intra-bronchiques. Après avoir exposé les caractères anatomiques du 1er et 2e degré de la pneumonie, voici ce que trouve Lobstein dans l'état du poumon au 3e degré : « 1° une tuméfaction avec ramollissement rouge des filets nerveux qui accompagnent les rameaux bronchiques ; 2° une obturation des rameaux bronchiques qui s'étend jusqu'à leur terminaison dans les vésicules aériennes elles-mêmes. Si on dirige les recherches anatomiques de la racine vers la circonférence du poumon, on trouve ces canaux bouchés par une substance couenneuse, solide dans les gros rameaux et quelquefois creuse dans les petits dont on peut l'extraire sous forme de tubes. La muqueuse bronchique est manifestement enflammée ; quant aux vésicules bronchiques, un examen attentif montre qu'elles sont obstruées d'une lymphe coagulable et plastique et qu'elles se présentent sous forme d'innombrables granulations.

Lobstein attribue une grande partie des phénomènes morbides à l'innervation vicieuse et pervertie.

Piorry, dans une lettre adressée à l'Académie en 1837, parle d'une pneumonie qui diffère essentiellement par ses signes de la pneumonie ordinaire et où il constate l'oblitération d'un grand nombre de tuyaux bronchiques soit par des mucosités claires et spumeuses, soit par des mucosités épaisses et opaques.

Nonat, dans l'épidémie de grippe de Paris, (1837), publie six cas de pneumonie dans lesquels des masses fibrineuses s'élevaient jusque dans les gros tuyaux bronchiques. Dans ces observations, l'auteur signale la grande dyspnée, le souffle, la matité absolue, et constate dans l'une des bronches qui se rendent dans le lobe inférieur du poumon droit la présence d'un cylindre blanchâtre fibrineux analogue aux fausses membranes du croup bronchique. Ce cylindre envoyait des prolongements dans toutes les petites divisions des bronches correspondantes, il adhérait faiblement à la membrane muqueuse.

Rapprochant tous ces faits et considérant que, dans tous les cas, les concrétions sont constituées en grande partie par de la fibrine, Rokitansky les réunit en une même famille sous le nom d'inflammation croupale des voies respiratoires, inflammation qu'il distingue et sépare de l'inflammation catarrhale dont le mucus est le produit. Vient ensuite Remak (1846), qui découvre des concrétions ramifiées ayant leur siège dans les divisions les plus tenues des bronches. Ces concrétions fibrineuses qui se retrouvent constamment dans la pneumonie constitueraient selon lui le phénomène essentiel et caractéristique de cette maladie, de telle sorte que pour cet auteur la pneumonie serait non seulement une inflammation du parenchyme pulmonaire, mais aussi des bronches dont l'inflammation donnerait lieu à un produit d'exsudation plastique.

Les conclusions de Remak ne sont pas exactes car, il a été constaté que l'inflammation des bronches n'existait pas et que par suite elle ne pouvait produire l'exsudation fibrinense qui remplit leur calibre dans certaines pneumonies.

Quelque temps après paraît la thèse de Wiedemann (1854, Strasbourg). Dans cette thèse, Wiedemann s'attache surtout à faire la description des concrétions fibrineuses qu'il a trouvées dans plusieurs cas de pneumonie et constate sommairement plusieurs des symptômes de la pneumonie massive. Il a trouvé la matité plus absolue, un souffle plus intense que d'ordinaire, mais il ne parle point des vibrations thoraciques. Il insiste sur l'absence des râles et des crachats et caractérise même du nom de pneumonie sèche cette variété.

Après Wiedemann paraît la thèse de Cadiot, intitulée : De la pneumonie fibrineuse. Cette thèse, comme la précédente, est inspirée par Schutzenberger, professeur à Strasbourg qui dans ses leçons cliniques avait étudié les caractères qui différentient les diverses espèces de pneumonie au point de vue de la nature du produit de l'inflammation. Cadiot établit trois sortes de pneumonie selon la composition de l'exsudat ; dans la pneumonie fibrineuse qu'il traite, il dit qu'il y a dans l'exsudat ou plasma sanguin, prédominance de fibrine qui se solidifie, peut s'organiser, en tout cas obturer les vésicules, les bronches et les vaisseaux mêmes du poumon. Après avoir, lui aussi, constaté la présence des concrétions fibrineuses dans les bronches, il donne les mêmes signes physiques que Wiedemann.

Deux ans après, 1858, Gubler dans sa description des concrétions fibrineuses fait observer qu'on avait confondu la bronchite pseudo-membraneuse avec la pneumonie franche à concrétions hémoplastiques et dit : « Qu'entre le fait de l'existence de fausses membranes et une véritable hépatisation, il n'y a qu'une analogie apparente et que l'on doit se garder de le ranger dans les classes de pneumonies. »

Enfin si nous arrivons à nos auteurs classiques et plus

modernes, nous pouvons remarquer que la plus grande confusion existe sur les signes qui constituent cette variété de pneumonie.

La plupart d'entre eux pourtant constatent la perversion des signes physiques dans plusieurs cas, et sous le nom de pneumonie latente désignent toutes les pneumonies qui ne se révèlent ni par la douleur ni par les crachats.

Grisolle dans son Traité de la pneumonie dit, en parlant de la pneumonie latente, que cette forme n'a pas une marche régulière, que les phénomènes locaux sont très mobiles et inconstants et il range dans cette forme toutes celles dont l'auscultation et la percussion ne fournissent que des résultats négatifs.

Ailleurs, en parlant de la terminaison de la pneumonie par le passage à l'état chronique, Grisolle dit que lui et Requin ont observé deux cas dans lesquels l'auscultation ne relevait l'existence d'aucun bruit soit normal, soit morbide. On n'observait alors que les signes physiques qui accompagnent certains épanchements chroniques, des plèvres, c'est-à-dire la matité et l'absence de toute espèce de bruit pendant l'inspiration. Le même auteur fait remarquer que les vibrations thoraciques dans la pneumonie sont tantôt nulles, tantôt augmentées, tantôt diminuées, mais il donne de ce fait une explication fort contestable, quoique cette opinion soit appuyée par l'autorité de Walshe. Il dit que le tissu de l'organe n'est plus homogène et que deux poumons hépatisés et même que deux parties d'un même poumon ne sont pas des corps absolumen identiques.

Parlant du souffle bronchique, il en donne une meilleure interprétation : « Le souffle tubaire ou respiration bronchique est produit par le retentissement de l'air dans les grosses bronches lorsque les ramifications plus petites

ainsi que les vésicules sont devenues imperméables. »
(Grisolle, page 237.)

Plus loin, page 239 : « On comprend que la compression de la bronche, son oblitération par une grande quantité de liquide visqueux ou même par un bouchon fibrineux, aurait le même résultat et expliquerait l'absence de respiration tubaire, mais c'est une des circonstances les plus rares.Dans un autre passage, Grisolle parle des moules bronchiques (page 53) et fait remarquer que les auteurs ont décrit sous le nom de polypes des bronches et de concrétions fibrineuses des choses souvent très différentes. Plus loin (page 216), il s'élève contre l'opinion de Remach, et croit pouvoir expliquer la formation des concrétions par la coagulation du sang épanché.

Bref, il suffit d'ouvrir l'ouvrage de Grisolle pour trouver dispersée çà et là l'étude des lésions, des symptômes et du diagnostic de la pneumonie massive.

Si nous interrogeons les autres auteurs classiques, ils nous répondent de la même façon :

Andral, Jaccoud, Niemeyer, les auteurs du Compendium, etc , décrivent des pneumonies dans lesquelles l'un et l'autre, ou même plusieurs des symptômes caractéristiques ont manqué. Les uns constatent que les crachats font défaut, comme chez les enfants ou les vieillards ; d'autres que les vibrations thoraciques sont normales ou que le souffle est absent ainsi que les râles crépitants, comme dans les pneumonies centrales. La pneumonie existe cependant, mais elle est latente, par suite de l'absence des signes ordinaires.

Hardy et Behier semblent pourtant avoir trouvé un cas de pneumonie massive ; voici ce qu'ils disent : « Pour être complet, nous ajouterons encore que dans certains cas de pneumonie assez étendue et non centrale, on peut rencontrer une absence complète de murmure respiratoire, sans râles et sans respiration bronchique, ainsi que cela se rencontre dans la pleurésie. Nous avons eu occasion récemment d'observer un fait semblable dans lequel la matité considérable d'un côté de la poitrine et l'absence de tout bruit respiratoire dans le point correspondant nous avaient fait admettre une pleurésie.

« Le malade ayant succombé, nous trouvâmes une pneumonie au deuxième et troisième degré dans le poumon gauche avec une légère pleurésie concomitante, sans que rien, dans les lésions, pût nous expliquer l'absence des signes physiques ordinaires de la pneumonie aiguë. »

Dans ce cas, cité par Hardy et Béhier, il est probable que si l'on eût examiné les bronches on eût trouvé des concrétions fibrineuses.
Valleix parle de faits à peu près semblables. Stokes semble aussi avoir entrevu cette espèce d'anomalie et a essayé d'en donner une description.

Plus récemment Walsh reproduit à peu près les remarques de Grisolle et ses interprétations, sans trop insister sur les erreurs de diagnostic et de thérapeutique qui peuvent en découler. En 1872, paraît la thèse de Renou, qui fait surtout l'anatomo-pathologie des concrétions bronchiques. La présence des concrétions est interprétée en Allemagne de différentes façons : les auteurs allemands les étudient sous le nom de bronchite croupale ; la lésion bronchique leur faisait oublier la pneumonie.

Pour terminer enfin, citons les travaux de M. Grancher, publiés dans la *Gazette médicale* de 1877-78, et ceux de M. Henrot, 15 mars 1876, parus dans le Bulletin de la Société médicale de Reims, sous le nom de Lymphorrhagie bronchique.

ETIOLOGIE.

La présence des concrétions fibrineuses étant une complication de la pneumonie ordinaire, nous avons à rechercher dans quelles circonstances elle se produira, sans avoir à nous préoccuper de connaître quelle a été la cause primitive de l'inflammation du parenchyme pulmonaire qui doit être la même que pour la pneumonie franche.

Les observations que nous possédons ne sont pas assez nombreuses pour pouvoir nous permettre de dire à quelles influences est due cette production de concrétions fibrineuses. Néanmoins, d'après ce que nous avons constaté tant dans les cas de pneumonie massive que dans ceux où la présence de concrétions bronchiques a été signalée, nous sommes autorisés à dire que cette maladie peut être observée à tous les âges, mais qu'elle est surtout fréquente dans l'âge adulte et rare chez les enfants. Le sexe féminin paraît moins exposé que le sexe masculin à cette complication, ce qui est conforme du reste à l'étiologie générale des maladies des voies respiratoires. On ne connaît pas d'observations où l'on ait constaté chez les enfants des moules fibrineux dans les bronches à la suite d'une pneumonie; ce qui aurait pu faire croire à leur présence, ce sont les fausses membranes de la diphthérie qui sont si communes à cet âge et qui ont le même aspect; mais un examen attentif fera éviter cette erreur. Les sujets affaiblis, épuisés par la misère, ceux dont la constitution est profondément débilitée par de longues maladies antérieures ou qui sont sous l'influence d'une diathèse telle que la scrofule, l'alcoolisme, l'arthritisme, paraissent prédisposer à cette complication redoutable.

Cette variété de pneumonie apparaît sans qu'on puisse saisir l'action d'aucune cause morbide déterminante, autre que les causes banales de la pneumonie ordinaire, le froid et l'humidité. Aucune observation ne prouve la contagion de cette maladie ; il faut reconnaître néanmoins qu'elle peut régner épidémiquement, d'après les observations de Morgagni et de Nonat. C'est dans une épidémie de grippe, en 1830, que Nonat constata la présence de concrétions fibrineuses dans les bronches coïncidant avec une pneumonie. Est-ce à l'influence de la grippe que l'on doit attribuer cette variété de pneumonie, ou bien ne doit-on la regarder que comme une cause prédisposante ? Je crois que dans ces cas la grippe n'a agi qu'en amenant une lésion profonde de la nutrition qui a placé les individus dans de très mauvaises conditions hygiéniques.

Faut-il invoquer enfin, survenant sous des influences peu précises, une modification dans la constitution intime de la fibrine qui la rendrait plus transudable et surtout plus coagulable? Kuss le pensait et Vogel dit qu'une des variations les plus remarquables de la fibrine est l'augmentation de sa coagulabilité, qui amènera dans la fibrine du sang extravasé ouexsudé la formation générale ou locale de caillots.

Telles sont les conditions étiologiques qui sont le plus liées au développement de cette variété de pneumonie. Mais à côté de ces faits il faut reconnaître qu'il y a beaucoup de cas où l'on ne trouve aucune cause particulière prédisposante. Dans cette circonstance, je crois qu'un examen plus complet du malade, et fait plus particulièrement dans ce but, ferait découvrir dans sa famille les manifestations de quelque diathèse telle que la scrofule ou de quelque maladie chronique des voies respiratoires.

ANATOMIE-PATHOLOGIQUE.

La lésion caractéristique de la pneumonie que nous étudions réside surtout dans l'oblitération des grosses bronches par un exsudat fibrineux ; dans la pneumonie ordinaire il n'y a que les bronchioles acineuses et lobulaires qui soient prises. Les altérations du poumon sont semblables à celles de la pneumonie franche lobaire, nous ne ferons donc que les mentionner. Nous nous attacherons surtout à faire la description des moules fibrineux de façon à pouvoir bien les différencier avec les autres produits que l'on trouve dans les bronches.

Examen des concrétions bronchiques. Les concrétions bronchiques se présentent sous forme de masses compactes, pleines, cylindriques, offrant un mode de divisions correspondant à celui des bronches ; de telle sorte qu'elles sont constituées par un tronc qui donne naissance à plusieurs branches irrégulièrement placées, celles-ci se divisent le plus souvent dichotomiquement et forment des ramifications très fines, égales à la lumière des rameaux bronchiques les plus ténus.

Les concrétions trouvées à l'autopsie dans les bronches forment des moules fibrineux complètement pleins. Il y a cependant quelques auteurs qui citent des cas on les concrétions furent trouvées creuses.

Suivant Rokitanski les concrétions que l'on trouve dans les grosses bronches sont formées de tubes creux, tandis que des cylindres pleins rempliraient les petites bronches, mais cet auteur envisage plutôt ici la membrane du croup bronchial qui, comme nous le verrons, diffère par sa nature et son mode de formation du produit fibrineux exsudé dans les bronches. Watts (London medical Gazette, 1847) cite un cas où l'on put observer des cylindres d'un égal diamètre dont les uns étaient pleins et les autres creux. Puchelt a trouvé des concrétions expectorées pendant la pneumonie qui présentaient un canal creux continu; il en a observé d'autres qui offraient des nodosités formées par des bulles d'air incluses.

Dans tous ces cas il est probable que l'on a confondu les véritables concrétions fibrineuses avec les autres produits que l'on peut trouver dans les bronches.

Quand à la forme rameuse des concrétions, Kemak l'aurait souvent observée comme un fait constant dans plusieurs cas de phlegmasie pulmonaire arrivée à une certaine période.

On observe ordinairement ces concrétions ramifiées du deuxième au septième jour de la maladie, rarement elles existent dès le deuxième jour, rarement elles disparaissent avant le cinquième de même aussi elles ne persistent jamais au delà du septième jour.

A l'époque où les concrétions tendent à disparaître dans l'expectoration, la forme ramifiée devient plus rare ou plutôt l'on trouve également et des rameaux bifurqués et des cylindres pleins séparés ; ce qui prouve que les branches tendent à se séparer du tronc par suite du travail de ramollissement qu'elles subissent.

Consistance. — Les concrétions sont d'autant plus denses que l'exsudation s'étend plus haut dans les bronches. Dans les petites bronches elles sont plus molles, moins résistantes eu égard à leur petit volume.

Le cylindre trouvé par M. Grancher était solide, ressemblant à ces caillots agoniques décolorés que l'on rencontre dans le cœur droit ou dans l'artère pulmonaire chez certains cadavres.

Couleur. — Elles sont tantôt jaunes et opaques, tantôt blanches et aérées. Leur coloration dépendrait selon Lobstein du degré auquel serait arrivé la pneumonie.

Dans l'observation de M. Grancher les concrétions trouvées à l'autopsie étaient jaunes, opaques, tandis que dans celle de M. Henrot les concrétions expectorées étaient blanches aérées. Voici comment M. Grancher explique cette différence de couleur. La première était jaune et opaque parce qu'elle était de formation récente et que le malade n'avait pas eu la force de faire des inspirations et expirations nécessaires pour l'expulser. La deuxième était blanche et aérée, parcequ'elle était un peu plus vieille et que les secousses de la toux qui l'avaient détachée, l'avaient en même temps pénétrée de bulles d'eau.

ANALYSE CHIMIQUE.

Les réactifs chimiques agissent de la même façon sur les concrétions fibrineuses et sur les caillots cardiaques. Ces concrétions sont complètement insolubles dans l'éther, à froid ou à chaud, et dans l'acide chlorydrique ; légèrement solubles dans l'acide acetique, froid ou chaud, solubles dans la solution de potasse à chaud.

Les concrétions trouvées par Nonat, et dont il parle dans sa quatrième observation, étudiées chimiquement furent trouvées insolubles dans l'eau ; elles se dissolvaient au contraire dans une solution un peu forte de soude ou de potasse.

Remak a fait examiner les concrétions bronchiques de la pneumonie. Heintz chargé de ce travail conclut qu'elles

étaient de nature protéique. On peut déduire de ces recherches que les productions plastiques des bronches ont la
fibrine ou l'albumine pour origine.

ANALYSE MICROSCOPIQUE.

Les concrétions sont constituées par un tissu blanc jaunâtre, mat, compact, non canaliculé ; la structure est la
même à la périphérie qu'au centre. La surface n'est pas
lisse, elle reproduit toutes les saillies et les pressions de
la muqueuse bronchique. Néanmoins on détache facilement ces concrétions de la muqueuse avec laquelle elles
n'ont aucune adhérence. Elles donnent à la coupe l'aspect
d'un jonc. En explorant la partie centrale avec un stylet
mousse, on peut s'assurer qu'il n'existe pas de canal.

Les concrétions qui sont formées depuis plusieurs jours
baignent dans un liquide trouble, formé de mucusfluide et
de leucocytes. Ce liquide sécrété par la muqueuse doit
aider à la dissociation des concrétions et par suite à leur
expulsion quand de violents efforts de toux viennent à se
produire.

Au microscope, on trouve qu'elles sont presque exclusi-
vement formées de fibrine, contenant dans ses mailles
réticulées des globules rouges et surtout de nombreux
globules blancs émigrés des vaisseaux. La structure de ces
concrétions est tout à fait semblable à celles des crachats
rouillés, dont elle ne diffère que par la présence d'un assez
grand nombre d'hématies. L'exsudat de la pneumonie,
qui vient se concréter dans la vésicule pulmonaire, est
donc tout à fait semblable aux concrétions fibrineuses qui
viennnent oblitérer les ramifications bronchiques.

Grisolle ayant remarqué leur analogie avec les caillots

agoniques décolorés que l'on trouve dans le cœur, avait conclu contre la plupart des auteurs que les moules bronchiques ne sont que des caillots décolorés. M. Grancher, dans l'étude qu'il a faite sur cette question, pense que l'opinion de Grisolle n'est pas exacte, car rien ni dans l'examen anatomique ni dans la symptomatalogie, n'autorise une pareille interprétation ; il n'y a pas hémorrhagie bronchique, mais bien exsudation, comme le prouvent l'absence complète de sang dans les bronches et l'état de la muqueuse qui n'a subi aucune coloration et qui est à peine congestionnee.

La productiou de ces masses fibrineuses ne peut s'expliquer que par l'extension d'un processus inflammatoire très actif ; sous son influence l'exsudation au lieu de se limiter aux alvéoles et aux bronchioles, gagne les bronches les plus grosses, se coagule et les oblitère complètement.

Les concrétions fibrineuses ne sont pas les seuls produits que l'on puisse trouver dans les bronches ; nous avons donc à voir quelles sont au point de vue anatomo-pathologique les différences qui existent entre ces divers produits.

On sait qu'il existe une affection décrite sous le nom de *bronchite pseudo-membraneuse* dans laquelle on trouve, à l'expectoration, des concrétions bronchiques. Or la structure de ces pseudo-membranes est tout à fait différente du coagulum de la pneumonie massive. Les fausses membranes sont constituées par une substance assez molle, blanche ou légèrement rosée, tubuleuse, disposée par feuillets concentriques, qu'il est facile de séparer les uns des autres. Cette apparence feuilletée se rencontre plus particulièrement à la périphérie du cylindre membraneux, tandis que le centre paraît formé de blocs et de tractus membraneux plus ou moins irréguliers.

A l'examen histologique, la fausse membrane bronchique est uniquement constituée par une substance demi-transparente, très finement grenue, contenant çà et là quelques leucocytes, des gouttelettes fines de mucine et des tractus de la même substance. On ne trouve en aucun point l'apparence réticulée des substances fibrineuses, mais bien l'aspect uniforme et presque hyalin des matières muqueuses et albmuniseuses. Cette substance se colore facilement par le carmin et résiste à l'action de l'acide acétique.

Bref cette concrétion ne ressemble en rien au coagulum de la pneumonie massive ; elle peut être considérée comme un produit de sécrétion des glandes bronchiques éliminé dans les bronches ; ces moules glandulaires sont ensuite englobés dans des couches ou lames de mucus sécrété par la surface épithéliale de la muqueuse. En résumé, cette fausse membrane est le produit concret d'une sécrétion épithéliale, tandis que la pseudo-membrane pneumonique est une exsudation fibrineuse venue du sang. La première est le résultat d'une inflammation chronique des glandes et de l'épithélium de la muqueuse, tandis que la seconde au contraire est le résultat de l'extension d'une pneumonie lobaire intense.

Il nous reste maintenant à parler d'un autre produit qui se présente dans les bronches avec le même aspect cylindrique et ramifié. Nous voulons parler des fausses membranes de la diphtérie qui forment souvent des moules ramifiés allant de la trachée jusqu'aux lobules pulmonaires.

Ces pseudo-membranes ont un caractère mixte ; elles sont fibrino-épithéliales, c'est-à-dire composées, en proportions variables selon le cas, de fibrine à l'état fibrillaire ou granuleuse ; elles sont formées de couches plus ou moins régulièrement stratifiées, se présentant sous forme de bandes d'une substance amorphe ; elles sont très fines, très nombreuses, reliées et anastomosées entre elles, semées assez régulièrement de leucocytes et de cellules aplaties. Une solution étendue d'acide acétique a gonflé cette fausse membrane sans la détruire. Les cellules sont colorées en rouge et la substance du réticulum stratifié en jaune.

Si on la compare aux autres fausses membranes elle en diffère, non seulement par la composition un peu différente de la substance, mais surtout par la disposition régulière de cette substance, dont tous les plans ont la même structure et le même aspect.

On distinguera donc bien facilement le cylindre creux de la diphtérie de celui de la pneumonie massive. Quant aux fausses membranes bronchiques, l'aspect en est tout différent. Lenr contour, comme tourmenté, contraste d'une manière très remarquable avec la régularité de la structure de la membrane diphthérique, qui adhère à la muqueuse bronchique.

La matière qui forme nos concrétions, n'a donc aucune ressemblance avec ces denx produits ; elle est due à une exsudation fibrineuse venant du sang qui forme un simple coagulum qui n'a aucune trace d'organisation. Les deux autres produits sont dus : les fausses membranes bronchiques à une sécrétion glandulaire ; les fausses membranes diphthériques à un exsudat de surface.

Je ne ferai que dire un mot de l'état du poumon qui est rouge foncé, lourd, volumineux ; il est friable, cassant ; sa coupe est solide, sèche, d'un rouge brun, marbré par des taches de pigment et des bronches coupées. Enfin il a un aspect granulé, caractéristique qui provient de la distension des vésicules pulmonaires par l'exsudat. Par suite de l'abondance de cet exsudat, les branches des artères et des veines sont bientôt après leur origine aplaties et comme effacées par la compression qu'elles éprouvent (Lobstein).

Si on examine les bronches vides de leurs concrétions, on voit que la surface même de la muqueuse bronchique est intacte, l'épithélium cylindrique de revêtement est conservé et toutes les tuniques de la bronche sont saines ; il y a seulement un peu de turgescence des capillaires.

Du côté de la plèvre, il y a quelques adhérences entre les deux feuillets pleuraux, dues à un exsudat fibrineux ; pas de traces d'épanchement, du moins en assez grande quantité pour expliquer les signes physiques de l'affection que nous étudions.

SYMPTOMES.

Les observations que nous présentons à la fin de notre travail vont nous fournir non seulement les symptômes de cette variété de pneumonie, mais encore elles vont nous montrer qu'il existe selon le degré d'oblitération des bronches certaines différences dans les phénomènes morbides, et qu'il y a par suite un état intermédiaire où les signes physiques ne constituent pas encore ce que nous avons appelé la pneumonie massive.

Il est donc utile d'étudier les divers états qu'occasionne l'obstruction progressive des bronches afin de nous rendre compte des modifications successives que subissent les signes physiques avant que la pneumonie n'arrive à l'état massif.

Le début est le même que dans la pneumonie ordinaire ; il s'annonce par un frisson violent, prolongé, mais unique, puis survient la fièvre qui devient intense : le malade éprouve une soif et une chaleur vive, de la céphalalgie ; il est abattu ou agité, la face est rouge et vultueuse, le pouls est plein, fort et fréquent. Bientôt apparaissent trois symptômes qui révèlent la localisation de la maladie dans l'appareil respiratoire ; ce sont les points de côté, la dyspnée et la toux. Le point de côté varie d'intensité mais il est presque constant, il ne manque guère que chez les individus âgés et cachectiques et dans les pneumonies du sommet.

La dyspnée se montre en même temps que la douleur,

puis apparaît la toux qui est quinteuse, pénible et qui
amène ordinairement vers la fin du second jour des crachats qui sont pathognomoniques ; car ils ne sont autre
chose qu'une portion de l'exsudat non coagulé, ils sont
visqueux et adhérents, leur teinte qui varie entre le
jaune-paille et le rouge noir a ordinairement l'aspect de
la rouille, d'où le nom de crachats rouillés. Cette expectoration peut manquer, dit-on, chez les individus débilités
t dans la pneumonie du sommet, nous verrons aussi
qu'elle peut faire défaut dans l'oblitération des bronches.

Jusque-là rien d'anormal qui puisse faire soupçonner
une complication aussi grave que celle de l'obstruction des
bronches. Mais subitement l'état du malade s'aggrave, les
quintes de toux sont de plus en plus violentes et nécessitent
de grands efforts, le pouls est d'une grande fréquence, les
traits sont tirés, la voix est éteinte ; et comme phénomène
essentiel et principal l'on constate une dyspnée intense
allant jusqu'à l'orthopnée. Cette dyspnée n'est pas comme
dans la pneumonie ordinaire caractérisée par une respiration accélérée, et brève, elle a au con traire le caractère de la suffocation et de plus elle est constante et
progressive ; ici elle n'est plus proportionnelle à la
vivacité du mouvement fébrile, mais à l'étendue de l'oblitération des bronches.

Voyons maintenant ce que nous donnent les signes
physiques alors que les bronches commencent à être oblitérées : la percussion donne *une matité absolue* dans toute
la partie du poumon hépatisé ; matité qui n'est pas tout à
fait celle que l'on trouve dans la pneumonie commune, qui
donne un son mat, il est vrai, mais à tonalité haute ; ici il
y a perte complète de l'élasticité au doigt. La palpation fait
constater *la diminution* ou *l'absence* des vibrations thoraciques dans toute l'étendue occupée par la matité ; cette di-

minution ou absence de vibrations thoraciques est un des
signes caractéristiques de l'affection que nous étudions, car
tandis qu'elles sont augmentées dans la pneumonie ordinaire par suite de la condensation du tissu pulmonaire,
dans la pneumonie massive nous les trouvons au contraire
diminuées ou faisant complètement défaut; or les lésions
du poumon étant les mêmes, comment expliquer cette différence, si l'on ne cherche pas la raison dans l'obstruction
des bronches. L'auscultation dans les parties correspondantes à la matité révèle *une absence du murmure vésiculaire et un souffle bronchique* qui peut devenir de plus
en plus intense et prendre le caractère amphorique, si les
petites et moyennes bronches étant oblitérées il n'y a plus
que le bruit fort et volumineux des grosses divisions
bronchiques qui consonne; enfin le souffle sera remplacé
par un silence absolu lorsque les bronches complètement
obstruées ne seront pas accessibles à l'air.

La voix auscultée présente des caractères qui sont en
rapport avec ceux du souffle, c'est-à-dire qu'elle est bronchique (bronchophonie) si le souffle a ce caractère, elle est
caverneuse ou amphorique quand le souffle le devient; enfin, elle peut acquérir une vibration, un chevrotement tout
particuliers quand le souffle est doux et voilé.

On entend encore dans tous les points qui délimitent la
matité des râles qui sont plutôt des râles sous-crépitants
fixes que de véritables râles crépitants.

Arrivé à cet état la pneumonie peut prendre deux
marches différentes : ou elle restera stationnaire, et alors
les concrétions fibrineuses pourront être éliminées; ou
l'exsudation continuant à envahir les grosses bronches
les oblitérera complètement jusqu'au hile, et nous aurons
alors la véritable pneumonie massive.

Si à la suite de quintes de toux très pénibles survient

l'expectoration des concrétions, nous pourrons constater les modifications successives des phénomènes physiques que M. Henrot a si bien décrits dans son observation et que nous allons à notre tour exposer, car ils expliquent parfaitement la marche de la maladie.

Le début de la maladie fut classique : matité, râles, souffle tubaire pendant le sixième et septième jour de la maladie. Au huitième jour survient une expectoration de concrétions fibrineuses, aussitôt un signe nouveau apparaît, à l'auscultation on entend un bruit de soupape, on dirait le clapotement sur un tuyau rigide d'un petit opercule de bois. Ce bruit s'entend tantôt dans l'inspiration et dans l'expiration, tantôt dans l'expiration seulement; il est alors remplacé lors de l'inspiration par le souffle tubaire ou un gros râle ronflant. Ces bruits ne persistent pas, ils étaient remplacés le lendemain par le souffle tubaire. Ce bruit spécial, dit M. Henrot, ne ressemble ni au bruit desoupape décrit par Barth et Roger qui est moins sec, ni au bruit de drapeau qui donne à l'oreille une sensation complètement différente.

Le dixième jour, augmentation de la matité qui devient plus considérable, absence du murmure vésiculaire, les vibrations thoraciques sont peu marquées.

Le onzième, le malade expectore sept concrétions, aussitôt la matité et le silence respiratoire sont remplacés par une sonorité normale et le retour du murmure vésiculaire avec quelques râles sous-crépitants fixes.

D'après les détails que nous venons de donner sur l'évolution de la pneumonie avec oblitération croissante des bronches par l'exsudat, il est facile de comprendre quels vont être les signes qui constitueront la pneumonie massive.

L'oblitération des grosses bronches étant complète jusqu'au hile nous aurons *une matité absolue* dans la région du poumon atteint, *pas de souffle ni de bronchophonie, absence du murmure vésiculaire,* disparition des vibrations thoraciques ; en un mot tous les symptômes de la pleurésie, ce qui explique l'incertitude où l'on se trouve pour établir le diagnostic.

Nous allons chercher maintenant à expliquer les signes que nous venons de signaler et à montrer l'importance de quelques-uns d'entre eux dans l'étude de cette maladie.

Tous les phénomènes observés dans cette variété de pneumonie sont d'ordre physique, c'est-à-dire qu'ils dépendent de la plus ou moins grande perméabilité des bronches. Qu'observons-nous au début ? Une dyspnée intense qui n'est pas en rapport avec les symptômes concomitants ; une matité absolue avec absence du murmure vésiculaire. Si nous nous en demandons la raison, nous la trouvons dans les considérations suivantes : la pneumonie ordinaire n'empêche l'action de l'air que dans les vésicules qu'elle a envahies et continue de laisser pénétrer le fluide vivifiant dans les vésicules saines avoisinantes. Il n'en est pas de même quand les concrétions ont envahi les bronches lobulaires et lobaires du poumon : elles interceptent l'accès de l'air pour toute la portion du poumon auquel elle se rend ; elles empêchent tout échange gazeux et bientôt surviennent les phénomène, d'asphyxie par suite d'accumulatiou de gaz carbonique dans le sang.

Il en est de même pour la matité : car ce qui produit la sonorité pulmonaire, c'est la présence de l'air dans les vésicules et dans les bronches ; or elle disparaîtra dès que les bronches et les vésicules pulmonaires seront oblitérées par une substance fibrineuse compacte, homogène, adhérente aux parois, ne laissant pas le plus petit orifice pour le passage de l'air.

Nous allons pouvoir expliquer de la même façon les signes fournis par la percussion, la palpation et l'ausculta tion, et nous rendre ainsi compte des changements subits que fournissent ces modes d'exploration.

Avant que la pneumonie ne soit massive, l'auscultation nous a fourni au début : un souffle tubaire très intense, de la bronchophonie, avec diminution des vibrations thoraciques.

Dans la pneumonie massive nous avons au contraire : absence complète de tout murmure vésiculaire, pas de souffle, pas de bronchophonie et absence de vibrations thoraciques. Comment expliquer cette différence? Tant que les moules fibrineux n'occuperont que les bronches de petit et moyen calibre, nous aurons du souffle tubaire avec bronchophonie d'autant plus intense que l'exsudat envahira les bronches d'un plus gros calibre. Que les concrétions oblitèrent les gros vaisseaux bronchiques jusqu'au hile, 'a matité devient absolue, le souffle et les vibrations disparaissent, les crachats même peuvent faire défaut, la pneumonie est alors devenue véritablement massive. De sorte que le souffle bronchique et les vibrations thoraciques ne sont jamais si près de disparaître que quand ils atteignent leur maximum de développement.

Pour nous résumer, il résulte que les signes principaux de cette variété de pneumonie dépendent de l'oblitération plus ou moins complète des grosses bronches et consistent dans la véritable forme massive, dans l'extension de la matité, coïncidant avec la disparition du souffle et des vibrations thoraciques. Quand les fausses membranes se détachent et flottent dans le courant d'air inspiré et expiré, il se produit un bruit de clapotement; enfin l'expulsion des moules fibrineux peut faire disparaître tous les signes physiques.

MARCHE. — DUREE. — TERMINAISON.

Le fait même de l'oblitération des bronches, survenant comme complication dans la pneumonie, va nous faire comprendre les phénomènes morbides qui accompagneront cette maladie.

Les premiers que nous constaterons seront des troubles du côté des voies respiratoires et de la circulation ; l'air ne pouvant plus pénétrer dans les poumons, l'acte important de l'hématose se trouvera gravement compromis et les phénomènes d'asphyxie seront d'autant plus rapides que l'oblitération sera plus complète et étendue à plusieurs bronches. Le sang subit par suite une altération manifeste, il est surchargé d'acide carbonique. Aussi arrivent bientôt, par suite de cette accumulation de gaz carbonique dans le sang les phénomènes de stupeur. Dans la plupart des cas, dès le deuxième et troisième jour, le malade tombe dans une prostration profonde qui ressemble à l'état typhoïde ; le pouls tombe rapidement, devient petit et fréquent ; la respiration est très pénible ; la dyspnée est quelquefois poussée jusqu'à l'orthopnée ; la toux est fréquente, retentit douloureusement dans la poitrine du malade ; elle est à peine soulagée par l'expectoration de quelques crachats visqueux. Les symptômes d'asphyxie, allant toujours en augmentant, si l'expectoration des concrétions ne survient pas, la mort arrive d'ordinaire du cinquième au sixième jour. Si les efforts de la nature, aidés d'un traitement méthodique, parviennent à arrêter la maladie dans sa marche, la terminaison pourra être favorable et l'on verra alors les signes physiques changer complètement.

Cette expectoration de concrétions qui n'apparaît qu'à la période d'hépatisation, quand les crachats deviennent épais, survient à la suite de quintes de toux très pénibles. Aussitôt après, la dyspnée diminue, la sonorité reparaît peu à peu, et le murmure vésiculaire se refait entendre dans la portion du poumon où elle avait été imperceptible ; on voit même réapparaître le râle crépitant dans certaines parties circonscrites du poumon qui paraissaient imperméables un instant auparavant. Cette expectoration pourra se faire à plusieurs reprises, comme dans l'observation de M. Henrot. Dans l'intervalle, les phénomènes de l'oblitération des bronches apparaîtront pour disparaître après l'expulsion des concrétions bronchiques. Cette élimination des concrétions par l'expectoration est suivie en même temps d'une résorption très active, qui s'empare des produits exsudés, les fait rentrer dans le torrent circulatoire qui à son tour les expulse par les organes sécréteurs des glandes et principalement par les reins. La résolution en effet coïncide avec un phénomène critique, déjà signalé comme constant par Grisolle, c'est l'augmentation de la sécrétion urinaire et l'apparition de l'albumine dans les urines.

Nous voyons donc que cette variété de pneumonie avant qu'elle n'arrive à l'état massif, peut se terminer heureusement par suite de l'expectoration des concrétions qui, à mesure que la résorption se fait deviennent molles, flasques, perdent une grande partie de leur consistance et peuvent être ainsi plus facilement expulsées.

Mais quand la forme massive est constituée, comme le constatent les observations, sa terminaison est fatale au bout de 5 à 7 jours. Le malade va en s'affaiblissant de plus en plus et ne peut provoquer la rupture des fausses membranes par de violents efforts de toux ; les phénomènes de l'asphyxie augmentent rapidement, et il succombera avant le ramollissement de l'exsudat. La mort arrivera d'autant plus vite que le poumon sain se congestionnera plus rapidement.

DIAGNOSTIC.

Le diagnostic de la variété de pneumonie que nous étudions, offre de grandes difficultés, tant par la ressemblance des phénoménes morbides que présente cette maladie avec certaines affections de l'appareil respiratoire, que par suite du manque de connaissance de l'évolution de la maladie.

D'après les signes que nous avons donnés de la pneumonie massive, ainsi que d'après ceux que nous avons décrits avant qu'elle n'arrive à cet état-là, nous allons rechercher quelles sont les maladies qui peuvent présenter l'ensemble des mêmes phénomènes morbides.

Tout d'abord, il s'agit de savoir si nous avons affaire à une pneumonie franche, sans présumer la complication par les concrétions dans les bronches, ou à une pleurésie simple. Un caractère pathognomonique sera l'expectoration des crachats rouillés que l'on constatera le plus souvent, néanmoins il peut manquer, comme le prouvent quelques observations. Il reste alors, comme signe, le râle crépitant et le souffle tubaire, qui ne laisseront aucun doute sur le diagnostic.

Les concrétions fibrineuses ne sont pas les seuls produits que l'on puisse trouver dans les bronches ; il en est d'autres tels que les fausses membranes de la diphthérie ou de la bronchite pseudo-membraneuse, qui peuvent aussi obstruer les bronches et produire en un moment donné les mêmes signes physiques. Mais dans ces cas, il n'existe pas de lésions pulmonaires ou bien elles ne sont que secondaires.

Dans la bronchite pseudo-membraneuse, comme dans la diphthérie, nous trouvons bien une dyspnée intense avec accès de suffocation, et absence de murmure vésiculaire, phénomènes qui sont les signes de l'obstruction. Dans la bronchite pseudo-membraneuse, on pourra constater le souffle tubaire et un autre bruit particulier même a reçu le nom de bruit de drapeau. Mais dans ces cas, au lieu d'avoir une matité absolue, on trouve, dans la partie affectée, que la sonorité est conservée, ce qui du reste est naturel, vu que le poumon n'est pas atteint. La confusion avec une de ces maladies peut être faite surtout au moment de l'expectoration, comme dans le cas de M. Henrot, mais alors la forme des caillots, leur aspect, leur structure, la localisation de la maladie dans un poumon permettra de la différencier.

Une fois que nous avons constaté que nous avons affaire à une pneumonie, avons-nous quelques signes qui puissent nous faire craindre la présence de concrétions fibrineuses? N'avons-nous pas affaire au contraire à une pneumonie avec épanchement, c'est-à-dire à une pleuropneumonie? La douleur de côté, la dyspnée, la fièvre, la matité, l'absence de murmure vésiculaire, le souffle avec bronchophonie ou égophonie, la diminution ou l'absence de vibrations thoraciques, l'immobilité du thorax, et l'augmentation de son diamètre, sont des symptômes qui sont communs au début de la pneumonie massive et à l'épanchement pleurétique. Sur quels signes alors fonder une différence? La solution du problème sera facile, si le médecin peut assister à l'évolution des phénomènes physiques, difficile et même impossible, s'il rencontre un processus anotomique achevé et des signes physiques directement

Anglade.   3 inverses de ceux d'une pneumonie classique, comme nous les trouvons dans la pneumonie massive.

Il y a une matité absolue, au lieu d'une matité à timbre élevé, une absence de murmure vésiculaire au lieu du râle crépitant ou du souffle, et enfin, signe important, absence complète de vibrations thoraciques, au lieu d'avoir une augmentation.

Quelle est la conduite que devra alors suivre le médecin ? S'il a assisté au début de la maladie, il observera que dans la pleurésie, le souffle et la bronchophonie acquièrent rarement l'éclat et l'intensité qu'ils ont dans la pneumonie massive, que dans l'épanchement pleurétique le souffle s'entendra dans le lointain, dans un point plus circonscrit, et qu'il ne choquera pas l'oreille que le retentissement vocal au lieu d'être net et éclatant aura un timbre égophonique ou bien que la résonnance en sera diminuée au lieu d'être augmentée. Au commencement de la maladie on aura pu aussi observer les crachats et quelques râles crépitants qui ne laisseront aucun doute sur l'inflammation du poumon. Si cette pneumonie se complique alors d'un épanchement pleurétique, avant qu'il ait atteint des proportions considérables, on observera que les phénomènes stéthoscopiques sont modifiés ou disparaissent quand on modifie la position du malade, tandis que dans la pneumonie massive, les signes restent invariables.

Mais ce qui pourra permettre d'arriver au diagnostic, ce sera l'ensemble des symptômes généraux avec la marche et la combinaison des symptômes locaux.

En effet, dans l'épanchement pleurétique, la fièvre, l'altération des traits, la prostration des forces, etc., prennent rarement et d'une façon aussi rapide une allure aussi alarmante. Dans la pneumonie massive, au contraire, dès le troisième et quatrième jour, la maladie affecte une forme très grave, le pouls tombe rapidement, la face s'altère, elle exprime une anxiété, une angoisse qui signalent une asphyxie croissante.

Si enfin le médecin n'a rien pour le guider et ne peut que constater les signes de la pneumonie massive qui sont tout à fait semblables à ceux d'un vaste épanchement pleurétique, que devra-t-il faire ? M. Grancher croit que dans ce cas il est permis de faire une ponction exploratrice, car l'innocuité de la thoracentèse en cas d'erreur autorise une ponction qui dans les faits douteux peut rendre au malade un grand service.

TRAITEMENT.

Il ne faut pas beaucoup attendre du traitement employé pour la pneumonie massive, car lorsque les lésions ont atteint ce degré il n'est pas probable qu'une médication, même des plus actives, amène l'élimination des concrétions qui ont envahi les grosses bronches jusqu'au hile.

Néanmoins ce qu'il faut chercher surtout au début de la maladie, c'est d'arrêter le processus inflammatoire dans sa marche; de la circonscrire de façon que le poumon sain reste normal, ce qui ne sera point toujours facile, car le reflux de la circulation dans le poumon sain sera d'autant plus accusé que l'inflammation occupera une plus vaste étendue du poumon attaqué; on évitera ainsi que l'exsudation, qui tend toujours à augmenter, ne gagne les grosses bronches, qui, si elles sont prises, amènent des phénomènes d'asphyxie si rapides que toute intervention médicale devient à peu près inutile.

La médication révulsive jointe aux vomitifs peut seule dans ce cas donner de bons résultats.

On appliquera sur le thorax des ventouses scarifiées, puis on donnera l'ipéca ou le tartre stibié, ou bien encore le kermès. On continuera la médication par l'application sur la poitrine de vésicatoires volants, et comme le but que nous nous proposons est l'élimination des produits fibrineux, et que le malade ne parvient qu'après de grands efforts à introduire dans les poumons l'air nécessaire pour une hématose complète, la première indication consistera à ad-

ministrer les toniques et les stimulants, tels que l'alcool
et le quinquina sous toutes ses formes, l'acétate d'ammo-
niaque, le thé, etc. Si on parvient ainsi à enrayer la maladie et à déterminer l'expectoration des concrétions, les
accidents aigus disparaissent et il survient une période
dont la durée varie de quelques jours à quelques semaines
et qui est caractérisée par la restauration de la santé générale; malgré l'amélioration de la maladie, il ne faut pas
laisser s'éterniser cet état et attendre la reproduction de
fausses membranes. On aura alors recours aux expecto-
rants, tels que le kermès et aux sudorifiques; il sera
même parfois utile de revenir aux vésicatoires et de rem-
placer les tisanes émollientes par quelques boissons exci-
tantes.

Malheureusement, cette médication est souvent impuis-
sante, soit parce qu'on arrive trop tard, soit parce que
le processus inflammatoire est si intense, que, dès le début,
les symptômes d'asphyxie arrivent à leur maximum et
amènent rapidement la mort du malade.

OBSERVATIONS

Val..., âgé de 41 ans, infirmier, entre à l'hôpital Lariboisière, salle Saint-Jérôme, n° 34, le 30 août 1877, et y meurt le 4 septembre. Cet homme a reçu, étant en sueur, un seau d'eau froide sur le corps, il y a cinq jours. Presque aussitôt il éprouva des frissons erratiques et un malaise profond qui le forcèrent à se mettre au lit, et quatre jours après, il entrait salle Saint-Jérôme, dans le service de M. Jaccoud. Val... a un aspect assez chétif; il est petit et maigre. Son facies est altéré, sa respiration est profondément trouble. Une toux quinteuse le fatigue, et il expectore des crachats assez abondants, gélatineux et jaunâtres.

Le diagnostic était écrit dans le crachoir, et avant même d'ausculter le malade, on portait le diagnostic de *pneumonie fibrineuse, lobaire,* que confirmaient le début brusque à la suite d'un refroidissement subit, la persistance d'un point de côté assez diffus et les autres phénomènes fonctionnels, toux, dyspnée, etc.

L'examen physique réservait des surprises.

Dans les trois quarts inférieurs du poumon droit, en arrière, latéralement, et en avant, la matité est *absolue,* la respiration *nulle,* les vibrations thoraciques *nulles.*

Dans la fosse sus-épineuse et sous la clavicule, le son reparaît légèrement skodique en ce dernier point; la respiration est puérile et les vibrations normales.

Le poumon gauche respire largement, et sauf quelques râles sonores et la puérilité compensatrice de l'inspiration, tout est régulier.

Revenant au poumon droit, on constatait que, quels que fussent les efforts du malade pour respirer largement, on n'entendait ni murmure vésiculaire ni souffle, et que les secousses de la toux et le bruit de la voix n'étaient point transmis à l'oreille. Cependant, l'expansion thoracique se produisait; ampliation et retrait rhythmiques, aussi bien du côté malade que du côté sain.

On porta le diagnostic de pleuro-pneumonie, accusant l'épanchement pleurétique de la perte totale des vibrations vocales, du silence respiratoire et de la matité absolue. Cependant M. Grancher n'affirmait pas sans faire quelques réserves mentales, car il ne s'expliquait pas bien cette intensité si remarquable des phéno-mènes pleurétiques; les pleuro-pneumonies, d'ordinaire, laissent percevoir des signes mixtes, égophonie ou broncho-égophonie, souffle lointain voilé ou tubaire, vibrations absentes à la base, présentes ou exagérées au-dessus de l'épanchement. Il fallait sans doute pour produire des signes négatifs si complets, l'épanchement d'une grande quantité de liquide pleurétique, M. Grancher s'arrêta à cette opinion. L'idée de la thoracentèse lui vint à l'esprit, mais rien ne lui commandait une ponction d'urgence, et d'un autre côté la fièvre très élevée (40°) et l'inflammation indiscutable du poumon ne lui permettaient pas d'intervenir légèrement. Il attendit, en se contentant de prescrire un traitement tonique (potion de Todd à 80 grammes; extraitmou de quinquina, 8 grammes).

Le lendemain 1er septembre,l'état du malade ne s'est pas sensiblement modifié; la dyspnée et la fièvre persistent au même degré, les signes physiques sont les mêmes dans le poumon droit. A gauche les râles sonores sont plus nombreux et mêlés de quelques râles muqueux. Même traitement.

Le 2 septembre, l'aggravation de tous les phénomènes généraux et fonctionnels est évdente, la dyspnée est plus intense, les crachats abondants et visqueux deviennent verdâtres, la peau et les conjonctives prennent une teinte subictérique. Les râles ont augmenté dans le poumon droit et les phénomènes d'asphyxie commencent. Cependant la fièvre a légèrement baissé, le thermomètre ne marque plus que 38°,5 au lieu de 40°, mais l'état général ne permettant pas d'escompter favorablement cette légère diminution matinale de la chaleur, M. Grancher se décida à pratiquer une ponction, espérant soulager le malade et prolonger au moins sa vie. Il prit un trocart fin de l'appareil Potain, et l'enfonça dans la poitrine au lieu d'élection. Une ou deux gouttes de sang apparurent sur le bord de la canule, et ce fut tout; il pensait aussitôt avoir pénétré dans le poumon, et il retirait lentement la canule, espérant rencontrer une couche liquide. Mais son espoir fut trompé et M. Grancher se décida à pratiquer une seconde ponction en arrière, là où il supposait exister la plus grande quantité de liquide pleurétique, l'inutilité de la première ponction l'autorisant à penser qu'il se trouvait devant un épanchement enkysté. Le résultat de la seconde opération fut semblable à celui de la première ; et on fut réduit à expliquer les signes physiques par la présence de fausses membranes pleurales.

Le lendemain 3 septembre, Val..., mourait à 4 heures du soir, au neuvième jour de sa maladie. Température 38,4.

Autopsie. — Le poumon gauche est congestionné.

Le poumon droit est légèrement adhérent à la plèvre pariétale par des tractus fibrineux ; mais il n'existe pas trace d'épanchement liquide; l'aiguille à thoracentèse a pénétré à plusieurs centimètres dans le poumon sans laisser une marque apparente de son passage.

Ce poumon est hépatisé, volumineux, lourd, friable, grenu à la coupe, un peu grisâtre dans ses deux tiers inférieurs. Le tiers supérieur est congestionné, mais crépite sous le doigt et surnage. Les principaux vaisseaux sanguins furent incisés sur la sonde cannelée et on les trouva normaux et contenant un peu de sang. Les bronches ouvertes dans toute leur longueur, sont remplies jusqu'au hile *d'un moule fibrineux*. Cette fibrine, qui forme dans tout le système bronchique des arborisations comparables à celles que l'on rencontre dans certaines diphtéries, est jaune sucre d'orge, élastique et fibrillaire. Elle se détache des bronches avec la plus grande facilité, et n'est mêlée d'aucune strie sanguine. Sa surface, au niveau des grosses bronches, garde l'empreinte des plis longitudinaux, dus aux fibres élastiques de la muqueuse bronchique, qui a conservé son état lisse, et, sauf une légère injection, paraît normale.

OBSERVATION II, de MM. Henrot (Bulletin de la Société médicale de Reims, 15 avril 1876).

L... (Léonie), âgée de 26 ans, née à Mézières, non mariée, d'un tempérament lymphatique, couturière de profession, entre à l'Hôtel Dieu le 22 février 1876. Mal réglée jusqu'à 20 ans ; ses parents sont bien portants, s'enrhume facilement.

Le 18 février 1876 elle tombe malade, elle est prise brusquement et sans cause appréciable d'un point de côté, assez violent à droite, de frissons avec claquements de dents, de toux, d'oppression, d'envies de vomir, de céphalalgie et de fièvre ; elle ne rentre à l'hôpital que quatre jours après, sans avoir reçu aucun soin médical.

La respiration est très difficile, elle peut à peine répondre aux questions; on constate de la matité en arrière, à la partie moyenne du poumon droit; un souffle tubaire très net dans les parties qui correspondent à la matité, et des râles sous-crépitants fins dans tous les points qui délimitent le souffle. Pouls : 110. T. 40,1.

Quelques crachats rouillés.

Julep, sp. tolu et sp. thébaique ā̄ā 15 gr., kermès 1 gr. Vésicatoire sur le point douloureux.

Le 23. Sixième jour. En arrière et à droite sonorité complète à la base et au sommet, matité à la partie moyenne; en ce point souffle tubaire très net, râles sous-crépitants fins plutôt que vrais râles crépitants dans toute la partie périphérique du souffle.

Poumon gauche absolument sain. Rien au pharynx.

Le kermès a déterminé des vomissements bilieux, très abondants et de nombreuses selles. Le vésicatoire a beaucoup donné. On continue la potion kermétisée. L'expectoration est assez abondante, crachats rouillés très manifestes; au milieu de ces crachats, on constate la présence d'une très volumineuse concrétion fibrineuse de 9 centimètres de longueur, d'un aspect blanc nacré, homogène, non tubulée, très finement ramifiée et contenant dans son épaisseur de nombreuses bulles d'air.

Pouls : 120. Temp. 39°,2. Respiration 36.

Le 24. Septième jour. En arrière et à droite le souffle tubaire est plus rude, plus étendu. On constate à la base des râles crépitants, que l'on n'entendait pas hier. Le pouls est petit, difficile à bien saisir; il n'y a pas de souffle cardiaque.

En avant et à droite la respiration est normale.

Le 25. Huitième jour. La nuit a été tranquille jusqu'à minuit. Depuis ce moment jusqu'à huit heures du matin, quintes de toux incessantes, extrêmement fatigantes ou plutôt continuelles, spasmodiques. Après des efforts considérables la malade rend trois concrétions fibrineuses intimement unies à des crachats rouillés très visqueux; pour les séparer il faut les suspendre dans l'eau.

Depuis cette abondante expectoration, soulagement considérable;

la respiration se fait mieux, l'anxiété provoquée par cette toux convulsive a brusquement cessé. Rien au pharynx, rate normale, teint anémique. A l'auscultation on perçoit à droite le souffle tubaire au niveau de l'angle de l'omoplate ; au-dessous de ce point, on entend dans l'inspiration et l'expiration un bruit de soupape.

Ce bruit s'entend tantôt dans l'inspiration et l'expiration ; tantôt à l'inspiration on entend le souffle tubaire très limité, très net, et à l'expiration le bruit de claquement ; tantôt un râle ronflant ou sibilant remplace le souffle à l'inspiration, et on continue à entendre le bruit de claquement à l'expiration. Ce bruit, on le voit, s'entend constamment à l'expiration, tandis qu'il n'est pas constant dans l'inspiration, puisqu'il peut être remplacé par du souffle ou du râle.

A la base droite submatité, la respiration s'entend parfaitement dans ce point. En avant la sonorité est normale des deux côtés. Du côté gauche où la respiration puérile est toujours très marquée, on entend quelques râles sibilants et ronflants qui, pendant un moment, nous font redouter une propagation de la maladie au poumon gauche.

On continue la potion avec kermès-digitale. On applique un nouveau vésicatoire 10/12. On ajoute 60 gr. de vin de quinquina au malaga. Lavement émollient.

Pouls matin 120. Pouls soir 110. Temp. matin 39°,8. Temp. soir 39°,1, 40 respirations.

Le 26. Neuvième jour. Elle n'a pas toussé pendant toute la durée de la nuit, mais il y a eu absence complète de sommeil. Elle a rendu au milieu des crachats pneumoniques-typiques quatre grosses concrétions fibrineuses.

Auscultation : en avant on entend la respiration des deux côtés, normale à droite, puérile à gauche ; en arrière et à gauche, sonorité parfaite, respiration supplémentaire ; à droite matité remontant jusqu'à l'épine de l'omoplate. Submatité au sommet ; on entend le murmure vésiculaire dans toute la hauteur du poumon, aux points où l'on perçoit cette matité évidente, seulement il est très affaibli.

On n'entend plus manifestement de souffle ; il n'y a plus ni râles, ni clapotement, il n'y a pas d'égophonie ; le retentissement de la voix est moindre à la base.

Pouls matin 110. Pouls soir 118. Température matin 38°,8. Température soir 39°,7.

Même traitement que la veille; on ajoute 4 grammes d'hydrate de chloral dans une potion pour la nuit. Nouveau vésicatoire.

Le 27. Dixième jour. État général assez bon. Le chloral a donné du sommeil au commencement de la nuit ; la fin a été mauvaise, elle a vomi en partie sa potion calmante. La toux a été beaucoup plus faible que les jours précédents, elle n'a pas eu de quintes. Elle expectore 5 ou 6 crachats pneumoniques sucre d'orge, ceux-ci commencent à être aérés, quelques-uns tendent à devenir muco-purulents; elle n'a pas rendu une seule concrétion. La pommette gauche est fortement colorée, le pouls est régulier et bien frappé; rien au pharynx, pas de selles depuis deux jours , lavement hui-leux; voix cassée, souffle léger au premier temps à la base du cœur.

Auscultation, en avant et à gauche, sonorité normale, respiration puérile; à droite et dans les deux tiers inférieurs matité très nette, diminution très marquée d'un murmure vésiculaire aux points correspondants, ni souffle, ni râles.

Au sommet l'expiration est égale à l'inspiration. En arrière et à gauche sonorité normale, respiration puérile à droite, *matité beaucoup plus considérable qu'hier*, remontant jusqu'à l'épine de l'omoplate; au sommet diminution de la sonorité, murmure vésiculaire normal ; à la partie moyenne, respiration soufflante. Hors de la toux, on entend un bruit tout à fait semblable au quac-quac du canard; dans la moitié inférieure, le murmure vésiculaire est considérablement diminué ; on le constate dans la ligne de l'aisselle jusqu'à deux travers de doigt de la base; tout à fait à la base, *la matité est complète* ; il y a *absence absolue de murmure vésiculaire*. Le retentissement de la voix ne donne rien de positif à cause de la faiblesse de la malade qui parle des lèvres. Les vibrations thoraci-ques, pour la même raison, sont peu marquées, aussi bien à droite qu'à gauche. L'action de parler, même à voix basse, fatigue énor-mément la malade.

Quoique la matité soit très considérable, qu'elle soit très aug-mentée depuis la veille et qu'elle nous fasse croire à la présence d'une certaine quantité de liquide dans la plèvre droite, la gêne de la respiration est beaucoup moindre, l'état général est meil-leur.

P. m. 116. P. s. 110. T. m. 38o,9. T. s. 38°,7. 26 respirations au lieu de 40.

Traitement. — On remplace le chloral par 0,05 d'extrait thébaïque. On continue potion Kermes et digitale; 100 grammes de vin de quinquina au malaga; lavement huileux.

28 février. 11e jour. La nuit a été bonne ; la malade se trouve bien, elle est moins accablée, le vésicatoire donne beaucoup. Elle a rendu hier, à la fin de l'après-midi, sept concrétions dont une très volumineuse. Elles sont toujours intimement mélangées aux crachats sucre d'orge. On ne constate plus de souffle à la base du cœur. A l'auscultation, en avant et à gauche, sonorité et respiration normales, en avant et à droite sonorité normale de la base au sommet; hier on constatait une matité très nette et très étendue ; la respiration est normale excepté tout à fait à la base, où l'on entend quelques râles sous-crépitants fins. En arrière, à gauche, sonorité normale, murmure vésiculaire physiologique, il n'y a plus de respiration supplémentaire ; à droite, *sonorité normale* où l'on constatait hier une matité si *considerable* et si complète, je répète *sonorité normale* ; on ne constate pas la moindre différence avec le côté gauche. La sonorité est complète aussi dans la ligne de l'aisselle. Lorsqu'on fait tousser la malade, on entend dans toute la partie postérieure du poumon, du sommet à la base, des râles crépitants ne se produisant que dans l'inspiration. Ils ne viennent pas par bouffées, ils ressemblent aux bruits que l'on entend lors du déplissement vésiculaire, cela semble être un déplissement vésiculaire exagéré ; à la partie moyenne, un souffle tubaire limité à l'épine de l'omoplate.

P. m. 84. P. s. 110. T. m. 36°,9. T. s. 38°,1. 26 respirations.

Traitement. — On supprime le kermes et la digitale. On donne julep, tolu et opium. Vin de quinquina au malaga 100 grammes. Lavement huileux.

Le 29. 12e jour. La malade va parfaitement ; nuit excellente ; elle rend quelques crachats sucre d'orge, visqueux ; quelques-uns sont un peu rouillés.

Auscultation. A droite, en avant, sonorité normale, respiration un peu prolongée au sommet; submatité à la base, souffle tubaire très net au niveau de l'angle de l'omoplate; râles crépitants autour du souffle, ne s'entendant que dans l'inspiration. A la base quelques râles sous-crépitants, avec diminution de murmure vésiculaire. On constate les signes d'une pneumonie d'un lobe moyen, ils sont identiques à ceux que l'on trouvait lors de l'entrée de la malade à l'hôpital.

P. m. 80. P s. 104. T. m. 37°,2. T. s. 37°, 22 respirations.

1er mars. 13e jour. La malade a passé une excellente journée, la nuit a été très bonne, elle a peu toussé ; état géneral très bon, selles régulières quotidiennes ; elle rend quelques crachats sucre d'orge plus aérés, et un petit caillot fibrineux.

Auscultation. Respiration normale à gauche ; à droite, sonorité normale à la base; on entend toujours souffle tubaire et râles crépitants à la partie moyenne.

P. M. 72. T. 37°,7. 25 respirations.

Le 2. 14e jour. Nuit bonne, quelque crachats sucre d'orge; la malade ne rend plus de concrétions.

La respiration à gauche devient puérile ; à droite et en avant il y a au sommet diminution de murmure vésiculaire et expiration un peu prolongée; quelques râles sous-crépitants à la base. En arrière et à droite submatité à la base ; matité à la partie moyenne du poumon sur le point qui correspond au souffle; à la base, diminution du murmure vésiculaire, râles sous-crépitants ; au sommet diminution de murmure vésiculaire et expiration un peu prolongée.

P. m. 80· T. m. 37°,8. T. s. 38°,2.

Le 3. 15ª jour. La malade va très bien, elle mange une côtelette.

A droite et en avant murmure vésiculaire moins fort, expiration un peu prolongée dans toute l'éteudue du poumon ; en arrière matité dans les deux tiers inférieurs; respiration diminuée en haut et en bas.

P. m. 80. T. m. 37°,4. T. s. 38°,1.

Le 4. 16e jour. Nuit excellente, les aliments solides ont été bien supportés. On constate encore de la matité dans les deux tiers inférieurs du poumon droit; un souffle tubaire intense à la partie moyenne, de gros râles sous-crépitants à la base.

Il n'y a pas de rapport entre l'état général qui est excellent et l'état local, où l'on constate les signes d'une hépatisation, qui ne semble pas encore entrée en résolution.

Le 5 et le 6. 17e et 18e jours. L'appétit est excellent, on constate une grande pâleur et une grande faiblesse ; souffle à la tendance amphorique au-dessous de la bronche droite, râles sous-crépitants autour du souffle ; la respiration s'entend à la base droite où il existe encore un peu de matité au-dessus du point où l'on entend ce souffle.

Les vibrations thoraciques ne sont bien perçues ni à droite ni à gauche ; ce signe qui a une si grande valeur pour établir le diagnostic de l'épanchement dans la plèvre, n'a jamais donné de notions précises dans le cours de la maladie beaucoup à cause de la faiblesse de la voix et de la fatigue considérable que la malade éprouvait en parlant ou en toussant.

Le 7. 19e jour. Etat général très satisfaisant, exagération de sonorité au sommet droit, submatité légère à la partie moyenne, et dans ce point, souffle très circonscrit à l'expiration, enfin bouffées de râles crépitants de retour s'entendant dans l'inspiration.

L'état général va en s'améliorant chaque jour, et l'on peut constater le retour graduel des signes physiques à l'état normal.

La malade sort parfaitement guérie au bout de quelques jours.

Observation III, par les docteurs de Beurmann et Brissaud.

Un homme de 50 ans travaillait aux champs, le 8 octobre ; vers le soir il ressentait un malaise général, et dans la nuit il est pris de frissons. Le lendemain il essaye en vain de se remettre à la besogne, il est contraint de garder le lit. Le troisième jour survient une oppression assez intense, accompagnée de toux. Le malade alors se décide à consulter un médecin ; celui-ci l'examine sommairement et lui conseille simplement de se purger. Huit jours se passent sans qu'aucun changement important survienne. Mais au bout de ce temps, tourmenté de son état, cet homme vient à la consultation de la Pitié, à pied depuis Ivry, c'est-à-dire d'une distance de trois grands kilomètres.

Il a les yeux encavés, les traits tirés, la voix éteinte. On l'admet immédiatement dans le service de M. le professeur Lasègue.

La percussion, le jour même, révèle une *matité complète* en avant et en arrière dans la partie supérieure. Au contraire la sonorité est conservée dans le creux de l'aisselle et dans la région de la base. A gauche, la sonorité est normale en avant, en arrière, au sommet. Elle est légèrement tympanique à la base.

L'auscultation révèle une *absence complète de tout bruit respira-*

toire dans la fosse sus-épineuse et sous-clavière, à part quelques râles sonores très passagers. Dans la fosse sous-épineuse on entend des râles humides et fins, mais qui ne sont ni crépitants, ni sous-crépitants. A la pointe de l'omoplate, dans une hauteur de deux travers de doigt depuis la colonne vertébrale jusqu'à la ligne axillaire postérieure, on entend un *souffle tubaire intense*; au-dessous, le murmure vésiculaire est très atténué, très lointain et masqué en grande partie par des râles sonores que la toux modifie. En avant les signes sont à peu de chose près les mêmes, seul le souffle n'existe pas.

A gauche, on constate des bruits de bronchite (râles sonores, expiration prolongée, râles sous-crépitants disséminés, etc.) Cependant on est frappé du caractère *métallique* qu'affectent ces râles au voisinage du hile et l'on se demande si la plupart des bruits bronchiques ne sont pas dûs au retentissement.

La toux est presque nulle. L'expectoration n'a pas de caractère pathognomonique. La fièvre est peu intense. La langue est ratatinée, sèche au milieu, rouge sur les bords, sans enduit saburral. Les gencives, la face interne des joues, et l'arrière-gorge ont un aspect vernissé et un caractère de sécheresse très particulier dont M. Lasègue tire une conséquence pronostique de mauvaise augure.

Le diagnostic porté dès ce jour est celui de la *pneumonie massive*. En conséquence on prescrit une application de dix ventouses scarifiées, et à l'intérieur, des boissons, chaudes et stimulantes, thé, rhum, quinquina, etc. Mais la malade succombe le soir même entre 10 et 11 heures.

Autopsie. — Le poumon droit adhère dans sa presque totalité à la plèvre pariétale, les feuillets diaphragmatiques et interlobaires sont également adhérents.

Le poumon est volumineux, dur, ne s'affaisse pas, et pourtant se laisse facilement déchirer. Une coupe pratiquée dans le sens vertical fait voir que le lobe supérieur est totalement hépatisé ; la coloration de la coupe dans la partie malade est jaunâtre, sale, enduite d'une sanie grisâtre. Sur cette coupe, on distingue des parties rosées, de forme circulaire, mais mal limitées et qui insensiblement se confondent avec la teinte jaune du fond. Sur certains points, surtout au voisinage de la surface de l'organe, on distingue très nettement la forme polyédrique des lobules dont un grand nombre, arrosés par un filet d'eau, se vident de leur contenu jaunâtre et sont ainsi remplacés par de véritables vacuoles.

Quant aux lobes moyen et inférieur, ils sont complètement sains, sauf une languette de tissu **pulmonaire**, hépatisée comme le lobe supérieur et située à la partie externe du lobe inférieur. Le poumon gauche ne présentait non plus d'autre lésion qu'une infiltration congestive assez abondante.

Mais la particularité essentielle de cette vérification anatomo-pathologique réside en ceci que *les bronches de tout calibre* destinées au lobe supérieur, étaient remplies d'une substance blanche, élastique, d'apparence fibrineuse, moulée à l'intérieur des voies respiratoires depuis la deuxième division jusqu'aux dernières ramifications. Dans les autres portions de l'arbre bronchique on n'observait rien de semblable.

OBSERVATION IV, par les Drs de Beurmann et Brissaud.

Simon R..., âgé de 53 ans, commissionnaire, entre à l'hôpital de la Pitié, dans le service de M. le professeur Lasègue, le 18 novembre 1880.

C'est un homme grand, maigre, jaune, qui respire à grand'peine et qui éprouve beaucoup de difficulté à répondre aux questions qui lui sont adressées. Il raconte cependant que cinq jours aupavant, faisant une course dans Paris, il a été surpris par une pluie battante, que ses vêtements ont été complètement traversés et qu'il est rentré chez lui vers cinq heures du soir en proie à un très grand malaise. Il se coucha et s'endormit comme de coutume. Mais à minuit, il fut réveillé comme en sursaut par un frisson terrible qui dura sans désemparer jusqu'au lendemain matin. Lorsque ce frisson fut terminé, une fièvre intense lui succéda, accompagnée d'une douleur des plus vives dans le côté droit. Progressivement la douleur augmenta jusqu'au point de devenir intolérable ; les moindres mouvements l'exaspéraient. Enfin, dans l'après-midi, le malade commença à tousser par quintes, il a expectoré péniblement quelques crachats colorés.

Le lendemain son état n'était pas modifié ; seulement, il remarque que les crachats de la nuit renfermaient des stries sanguinolentes. La difficulté respiratoire s'accentua peu à peu, et c'est le cinquième jour après le frisson initial que cet homme fut admis à l'hôpital.

Le 18 novembre, la température matinale est de 40°,2. La dyspnée est intense. Les crachats sont très abondants, jaunâtres visqueux, en un mot, pathognomoniques d'une pneumonie lobaire. Les traits sont tirés, les lèvres sont cyanosées légèrement et la physionomie exprime une véritable angoisse.

A la percussion, on constate une matité absolue au sommet droit, en avant aussi bien qu'en arrière. Cette matité disparaît vers la partie moyenne du poumon, et la résonnance est normale à la base. Du côté gauche, les signes plessimétriques sont tout à fait normaux.

L'auscultation révèle au sommet droit, en arrière et en avant un souffle tubaire d'un timbre particulier. C'est bien d'un souffle tubaire qu'il s'agit et la nature de ce bruit est indiscutable. Mais il s'y ajoute une sonorité légèrement amphorique, qui le modifie d'une façon singulière. D'ailleurs, dans cette région, la respiration n'est nullement pénétrante. Il en est à peu près de même, sous ce rapport, de la base du même poumon où le murmure vésiculaire est très confus. Dans tout le poumon gauche, au contraire, la respiration est assez rude, et il s'y mêle quelques râles secs. La dyspnée va en s'exagérant pendant toute la journée et le malade succombe le lendemain matin (19 novembre).

Autopsie. — Le poumon droit a un volume double de celui du poumon gauche. Il est très lourd et très dur; les côtes y ont marqué profondément leur empreinte, ce qui indique que cette partie de l'organe était restée pendant un certain temps immobilisée. Sur une coupe pratiquée verticalement sur toute la hauteur du viscère on constate que la totalité du lobe supérieur est atteinte d'hépatisation grise, tandis que dans le lobe moyen, également hépatisé, le processus pneumonique est un peu moins avancé. Enfin, le lobe inférieur est simplement congestionné. Quant au poumon gauche il est tout à fait sain et ne présente qu'une infiltration spumeuse un peu plus abondante que de coutume.

En disséquant avec soin les bronches du poumon droit à partir du hile, on remarque dans l'intérieur de ces conduits un exsudat fibrineux jaunâtre, dont la densité varie suivant les produits. Par places ce sont de véritables moules élastiques, ramifiés, consistants, remplissant exactement les calibres des bronches; tantôt ce sont des agglomérations d'une substance visqueuse très analogue

Anglade.   4 aux crachats pneumoniques mais plus compactes et en passe de se transformer en moules fibrineux. On peut, d'après cet examen, se convaincre que les moules fibrineux ne sont pas autre chose que l'exsudation pneumonique condensée.

Les moules fibrineux dont il s'agit arrivent dans les grosses bronches jusqu'auprès des divisions du second ordre, et ils acquièrent leur maximum de densité dans les ramifications du lobe supérieur.

Observation V, de M. le Dr Millard.

Louise Lef... âgée de 33 ans, blanchisseuse, entre à l'hôpital Beaujon le 25 juin 1878, salle Sainte-Monique n° 15, dans le service de M. le Dr Millard.

Cette femme a toujours eu une excellente santé. Elle a plusieurs enfants bien portants, entre autres un magnifique nourrisson de six mois. Le 14 juin dans la soirée, frisson suivi de fièvre sans point de côté. Anorexie. Courbature générale. Elle entre à l'hôpital dans la soirée du 15. Le 16 au matin, on entend à l'auscultation un souffle bronchique dont le maximum siège à la partie moyenne du poumon gauche. Quelques râles crépitants sont entendus de temps à autre dans l'aisselle; on diagnostique une pneumonie franche.

Le 17, trois ou quatre crachats caractéristiques permettent d'affirmer l'existence de la pneumonie. Mais le bruit respiratoire a totalement disparu dans la partie inférieure du thorax ; le souffle encore localisé à la région scapulaire est beaucoup moins intense; il n'est plus voilé et n'est pas accompagné de retentissement vocal. En outre, une matité absolue occupe les deux tiers inférieurs du poumon gauche et, ni les vibrations thoraciques ni la broncophonie pneumonique ne sont perceptibles. M. Millard maintient son diagnostic de pneumonie franche, mais fait des réserves sur la coexistence possible d'une pleurésie.

Le 18, les symptômes de la pleurésie prennent le dessus, et les crachats s'étant supprimés depuis la veille, il ne subsiste plus rien des symptômes d'une pneumonie ordinaire. La question de l'intervention opératoire est discutée. M. Millard, peu confiant malgré tout dans le résultat d'une ponction aspiratrice préfère attendre jusqu'au lendemain.

Le 19 la matité s'est étendue en avant ; elle occupe tout le côté gauche du thorax, moins le sommet. La fièvre est très intense, cyanose, orthopnée, délire. La malade succombe le 20 juin dans la matinée cinq jours après le frisson initial.

Autopsie. — Un léger épanchement occupait la plèvre gauche. Tout le lobe inférieur du poumon gauche était envahi par une vaste pneumonie et à la coupe de l'organe on voyait saillir de tous les orifices des bronches, grosses et petites, un coagulum fibrineux, blanc, résistant, élastique. En divisant les bronches avec des ciseaux, on constatait que la fibrine était en quelque sorte coulée dans l'arbre bronchique depuis les gros troncs émanant des premières divisions de la bronche gauche jusqu'aux plus petites ramifications intralobulaires.

OBSERVATION VI, par MM. Bart et Poulin.

Pneumonie massive du côté gauche chez un sujet surmené ; mort. Autopsie : poumon gauche hépatisé en masse, avec obstruction par un exsudat blanchâtre des fines ramifications des bronches et de leurs rameaux moyens.

Balien (Julien) âgé de 50 ans, maçon, entre le 18 février 1879 à l'hôpital Cochin dans le service de M. le Dr Bucquoy; il s'est toujours bien porté, n'a jamais fait d'excès alcooliques, a subi de longues privations.

Il y a quatre jours, il s'est refroidi en travaillant sous la pluie, a été pris d'un d'un frisson violent avec douleur sous-mammaire très intense à gauche, les jours suivants dyspnée, toux fréquente, expectoration de crachats jaunâtres assez visqueux. Ces phénomènes s'aggravent de jour en jour.

Etat à l'entrée le 18 février : la peau est chaude, température 39°6, langue blanche, anorexie, complète, pas de diarrhée. La douleur thoracique persiste dans lu moitié inférieure du côté gauche, dans la même région : *matité absolue, diminution sensible des vibrations thoraciques souffle tubaire* étendu, perceptible surtout au niveau de l'angle inférieur de l'omoplate ; un peu de *broncophonie* au même point. La sonorité et la respiration sont normales du côté opposé.

Le 19 février. Le malade, très tranquille jusqu'ici est pris de délire ; température 39°,4, pouls très ample, très élevé (ipeca 1 gr. 50 avec tartre stibié 0,05,) Dans la soirée, vomissements verts, très abondants ; température du soir 39, face vultueuse, peau chaude, pouls élevé à 96, un peu d'agitation. Souffle tubaire intense et profond à la base gauche, devenant de plus en plus superficiel ; à mesure qu'on remonte vers l'épine de l'omoplate on ne retrouve pas le murmure vésiculaire normal ; pas de râles ; en avant à la base, silence du murmure vésiculaire au niveau de la pointe du cœur laquelle n'est nullement déplacée. (Potion Todd 80 gr.) Le 20. Température matin 38°,4, nuit assez calme ; soir température 38°6, pouls 108 moins tendu qu'hier, affaissement comateux.

La *matité* est maintenant a peu près complète dans toute la hauteur du poumon gauche, *silence respiratoire* dans la plus grande étendue, souffle *tubaire* intense vers l'épine de l'omoplate. Du côté opposé sonorité bonne, souffle tubaire à la racine du poumon ne paraissant pas être un simple phénomène de transmission, les urines colorées et troubles contiennent une notable quantité d'albumine.

Le 21. Température : matin 38°,1 ; soir, 38°,4, un peu moins de prostration, pouls 120. Dyspnée modérée, souffle tubaire sans râles dans toute la hauteur du côté gauche jusqu'à l'épine de l'omoplate ; ne se propageant pas en avant. Du côté droit, le souffle voilé entendu hier à la racine du poumon a diminué d'intensité.

Le 22. Temp. : matin 38°,8, soir 39°,4. Langue de plus en plus sèche, subdelirium, raideur marquée des muscles de la nuque rendant l'auscultation en arrière fort difficile. Du côté gauche, matité et silence du murmure respiratoire dans toute la hauteur ; pas de souffle tubaire dans les respirations moyennes, retentissement tubaire de la toux, *pas d'expectoration*.

Le 23. Délire violent et continuel pendant la nuit dernière ; ce matin la température 39°,2, pouls 72, irrégulier et inégal. La raideur du cou est plus prononcée qu'hier, le malade se tient la tête renversée en opisthotonos ; silence complet du murmure vésiculaire dans toute la hauteur du côté gauche et matité absolue.

La dyspnée est extrême : le malade tombe peu à peu dans le coma et succombe à 10 heures du matin.

Autopsie. — Le poumon gauche est hépatisé en masse, il forme un bloc compacte et d'un volume considérable du poids de 2,300 gr.

A la coupe, le tissu, de couleur grise, ferme, peu granuleux, paraît
sec et ne laisse échapper aucun liquide ; par le raclage à l'aide
d'un scalpel on recueille un pus blanchâtre très épais. Le parenchyme très friable, se laisse enfoncer par le doigt et se réduit en
putrilage. Les fines ramifications des bronches et leurs rameaux
moyens, jusqu'au diamètre de 2 millimètres, sont entièrement
remplis par un exsudat blanchâtre, tenace, qui au microscope se
montre entièrement constitué par de la fibrine et des leucocytes,
et diffère peu des masses fibrineuses qui remplissent les alvéoles.

La plèvre gauche offre des adhérences rectiles d'une faible soli-
dité, elle ne renferme pas une goutte de liquide.

Le poumon droit sain est notablement congestionné, son poids
atteint 980 gr. seulement.

Le cœur n'offre aucune altération digne d'être notée.

Les reins sont volumineux, fortement congestionnés.

Le foie gros présente des plaques disséminées de dégénéres-
cense graisseuse. Les méninges sont le siège d'une inflammation
intense et généralisée. Les autres organes sont normaux.

OBSERVATION VI (Bart et Poulin).

Pneumonie massive du côté droit chez un alcoolique ; délire violent
offrant les caractères du délirium tremens ; mort. Autopsie : conges-
tion inflammatoire et œdème louche des méninges.

Gigout (Antoine), âgé de 51 ans, journalier, entre le 15 février
1879, à l'hôpital Cochin, dans le service de M. le Dr Bucquoy. Cet
homme d'une constitution vigoureusee et d'une très bonne santé
habituelle, a des habitudes invétérées d'alcoolisme: il avoue trois
litres de vin par jour, eau-de-vie, etc.

Le 14 février dernier, il aurait eu un violent effort en soulevant
une charge trop lourde, dans la soirée, douleur vive dans les hypo-
chondres et gêne respiratoire. Pendant la nuit, malaise, insomnie,
frissons répétés, le lendemain fièvre, céphalalgie, incapacité de tra-
vailler. Il est resté à la chambre sans faire aucun traitement. Les
jours suivants point de côté à droite, dyspnée, toux quinteuse et
quelques crachats jaunes, muqueux.

Le 18. Il s'est présenté à l'hôpital où il n'a pu être admis que le
lendemain.

Le 19 au soir. Le facies est bon, les pommettes sont légèrement mais également colorées, il y a de la céphalalgie, un peu d'excitation, mais les idées sont nettes, pas de délire. La langue est un peu blanche, pas sale, l'appétit perdu, pas de coliques ni de diarrhée. Température, 39°,4.

L'examen du thorax révèle une *matité notable* dans la moitié supérieure du *côté droit*, en arrière, dans la même étendue, *souffle tubulaire* superficiel, très rude, sans mélange d'aucun râle, les vibrations thoraciques sont plutôt diminuées. Dans le reste de l'étendue des poumons sonorité satisfaisante, râles ronflants et sibilants disséminés. La dyspnée est modérée, la toux peu fréquente amène sans difficulté des crachats visqueux couleur caramel. Les urines sont fortement albumineuses.

Le 20 pendant la nuit. Le malade a été pris d'un délire violent, furieux qui nécessite l'emploi de la camisole de force. Il se débat avec violence, injurie les assistants, il y a du tremblement des lèvres et des membres, hallucinations de la vue et de l'ouïe, pas d'incertitude de la parole. La *matité est complète* dans toute la hauteur du côté droit, *souffle tubaire intense*, *diminution* marquée des *vibrations thoraciques*. Pouls élevé 120. Temp. 39°,4. (Potion avec eau-de-vie 100 gr.). Le soir, même état, délire toujours violent, très loquace ; mais le malade s'affaiblit et a cessé de se débattre, langue sèche, peau chaude. Temp. 39°,2. (Injection de morphine 2 centigrammes.) Peu après l'injection, le délire se calme et le malade s'assoupit. Dans la soirée, il tombe dans un état comateux et succombe le 2 février, à une heure du matin.

Autopsie. — Le poumon droit hépatisé dans toute son étendue, sauf un très petit point au sommet et une languette étroite à la base, en avant, se présente sous l'aspect d'un bloc pesant, compacte ; le parenchyme, sec et granuleux, à la coupe offre une coloration rouge, tirant sur le gris principalement dans sa partie antérieure, il ne laisse échapper aucun liquide. Au microscope, les alvéoles ainsi que les ramuscules terminaux des bronches se montrent entièrement remplis par des blocs fibrineux qui les distendent.

Le poumon gauche fortement congestionné fait contraste avec celui du côté droit par son volume et son poids, beaucoup moindre (poumon droit 1,500 gr., gauche 720 grammes).

Le cœur est volumineux, flasque ; le tissu musculaire pâle, un

peu grisâtre, offre des dépôts abondants de graisse, sous le péricarde viscéral.

Les artères ne sont nullement athéromateuses.

Le foie, très augmenté de volume, pèse 2,300 gr.; sa coloration
pâle, et même en certains endroits tout à fait jaunâtre, révèle une
altération graisseuse avancée.

Les reins sont gros, congestionnés.

Les méninges fortement hyperhymiées sont épaissies.

OBSERVATION VIII (personnelle).

Cart..., âgé de 55 ans, charretier, entre. le 10 décembre 1878,
à l'hôpital Saint-André de Bordeaux, dans le service de M. le
professeur Mabit. Cet homme, d'une constitution robuste, dit avoir
fait excès depuis longtemps de boissons alcooliques. Trouvé couché
la nuit dans la rue, il est pris subitement le lendemain d'un violent
frisson. Bientôt après, il ressent un point de côté très douloureux
dans la région mammaire gauche, qui est suivi le jour suivant
d'une fièvre intense et d'une forte dyspnée. Puis surviennent après
des quintes de toux fréquentes et pénibles, des crachats jaunes
visqueux.

Le malade se décide alors à entrer à l'hôpital.

Etat à l'entrée le 14 décembre. Fièvre très intense, dyspnée
considérable. Temp. 39°,4, anorexie complète, la douleur thoracique persiste. A la percussion, on trouve une *matité absolue* en
avant et à gauche; à la palpation, une *diminution* dans les vibrations thoraciques. Dans la même région, souffle tubaire avec un
peu de bronchophonie. La sonorité et la respiration sont normales
du côté opposé.

Le 15 décembre. Le malade a déliré pendant la nuit: pouls très
élevé, 120. Température 39°,2. Respiration très difficile et anxieuse.
A gauche et en avant on constate: une matité absolue, un souffle
tubaire très intense; à droite et en avant, respiration puérile. En
arrière et à gauche, matité prononcée dans la région sus et sous-
épineuse et interscapulaire, souffle tubaire moins marqué qu'en
avant. A la partie inférieure, la sonorité revient et l'on entend
quelques râles crépitants et un souffle grêle.

Le 16. Température 39°, même état; le malade continue à délirer. Dyspnée plus considérable et permanente, toux fréquente, expectoration de crachats visqueux adhérents. *La matité est absolue* dans toute la partie antérieure gauche du thorax, le souffle tubaire est éclatant et il y a *une absence complète du murmure vésiculaire* et de râles avec diminution très notable des vibrations thoraciques. Le pouls est régulier, petit, et d'une fréquence extrême.

Le 17. Accès de suffocation, le malade va en s'affaiblissant et a cessé de délirer ; langue sèche, peau chaude, face grippée. Le pouls est petit, fréquent, filiforme, facile à déprimer. Le malade tombe bientôt dans le coma et succombe.

Autopsse. — Le lobe supérieur du poumon gauche est notablement augmenté de volume, sa densité est considérable. La plèvre renferme un peu de liquide à la partie inférieure.

En incisant le lobe supérieur gauche, la surface de section présente une teinte uniforme d'un gris jaunâtre, parsemée de points noirâtres ardoisés; dans sa partie inférieure, le lobe pulmonaire présente une couleur grise plus prononcée. La surface de section est sèche, granuleuse, tout le lobe supérieur se laisse facilement pénétrer par le doigt.

En examinant les bronches on trouve qu'elles sont oblitérées par des cylindres fibrineux se moulant entièrement sur elles, et remplissant presque complètement les canaux aériens. En incisant de haut en bas la bronche gauche, immédiatement au-dessous de la bifurcation de la trachée artère, on trouve un cylindre fibrineux plein, jaune pâle, non adhérent, et se ramifiant dans toutes les divisions de la bronche gauche.

Le lobe inférieur du poumon gauche présente les signes de l'hépatisation rouge, sa consistance est augmentée, il crépite faiblement.

Le poumon droit offre peu d'altération en avant; en arrière il est congestionné.

Cœur volumineux, flasque. Foie très augmenté de volume, offre à la coupe des parties jaunâtres qui révèlent l'existence d'une dégénérescence graisseuse.

Observation IX, par M. Berne, interne des hôpitaux.

Le nommé Macaigne, âgé de 48 ans, garçon de salle, entre le 7 mars 1879, salle Sainte-Foy, lit n° 6.

Nous relevons comme antécédents chez ce malade un érysipèle en 1876 ; jamais il n'a eu d'autre maladie. Toutefois, il y a cinq mois, il avait, dit-il, de fréqnents évanouissements, sa santé devenait chancelante.

Lundi dernier, 3 mars, il a été subitement pris de vomissements de bile et d'aliments, puis a eu de la diarrhée ; les matières étaient sanguinolentes, les selles pénibles et suivies d'une sensation de cuisson à l'anus.

Le 4, mardi, le malade ressentit un point de côté à gauche; subitement la respiration devient des plus pénibles, il a eu des frissons, une épistaxis, l'appétit était absolument perdu.

Etat du malade à son entrée dans le service :

Plongé dans une stupeur profonde, le malade répond péniblement aux questions qu'on lui adresse. Les pommettes sont décolorées. La dyspnée est intense. Le poumon gauche présente une *matité absolue* dans tous les points ; perte complète de l'élasticité au doigt ; pas de voussure de la cage thoracique ; *absence totale de murmure respiratoire* dans toute l'étendue du poumon ; *souffle bronchique* et égophonie.

Pas la moindre expectoration.

Cœur : nulle modification. Pouls : fréquent, court, serré. Tube digestif : langue chargée, humide. Diarrhée. Rein : albumine en abondance. T. 40,°2 (Sulfate de quinine, digitale 0,50 centig. Vésicatoire.)

En présence d'une dyspnée qui n'était point en rapport avec des signes stéthoscopiques paraissant répoondre à un faible épanchement, la ponction ne parut pas indiquée au début. On pensa que, derrière la lésion pulmonaire, il existait une autre cause de gêne respiratoire, peut-être l'albuminerie. Il semblait que l'hypothèse pleuro-pneumonie devait être rejetée en l'absence de signes stéthoscopiques et d'expectoration, malgré l'élévation thermique.

Vers le soir, la dyspnée augmentant sans cesse, une ponction fut faite, comme opération d'urgence, et donna issue à quelques grammes d'un liquide séro-fibrineux un peu teinté de sang. Ce fut une ponction blanche, et, vu l'état du malade, on ne jugea pas à propos de renouveler la tentative pratiquée avec toutes les précautions usuelles.

A l'autopsie, nous fûmes surpris de constater une absence complète de liquide dans la cavité pleurale.

A la surface de tout le poumon gauche, il existait à la vérité une lame pseudo-membraneuse, d'une épaisseur de 2 milimètres; elle était molle, peu épaisse, non vasculaire, et se détachait facilement, du reste, du poumon gauche.

Le sommet gauche crépite ; il est un peu rouge, congestionné, œdématié. Le lobe inférieur est très intense, plus lourd que l'eau, compacte, ne crépitant plus ; son volume est augmenté ; sa surface dépouillée des fausses membranes qui la couvrent, est lisse, de coloration grisâtre, marbrée de rouge et de jaune. On y trouve surtout au niveau du bord postérieur et des lobes inférieurs des petites taches d'un rouge vif, variant du volume d'une lentille à celui d'un grain de mil. Ces ecchymoses sous-pleurales coïncident avec des ecchymoses sous-péricardiques.

La section du poumon présente une surface granitée, à coloration variable, suivant les points ; par places, on observe de l'hépatisation rouge, mais la plus grande partie de la surface est jaune ou blanc jaunâtre. (Hépatisation grise au début.) Cet aspect appartient à de petites masses du volume d'un lobule, dont beaucoup se réunissent pour fournir des masses plus considérables.

En raclant, on obtient une spumée jaune, renfermant du pus. La trachée est normale. Les bronches offrent une coloration normale, et des plis longitudinaux, dus aux saillies des fibres musculaires. A *l'orifice de quelques* bronches de troisième ordre apparaissent des bouchons grisâtres ayant l'aspect de caillots fibrineux.

Foie gros : 1,660 grammes.

Reins congestionnés à peu près, 180 à 199 grammes. Cœur, 250 grammes. Plaques laiteuses sur le péricarde viscéral. Pas de liquide dans le péricarde.

Cerveau : la pie-mère offre une suffusion sanguine très nette à la convexité. Pas d'adhérences. Pas de modifications du liquide céphalo-rachidien.

Observation X, par M. Nonat. (Archives de médecine, 1837.
Epidémie de grippe.)

Pneumonie suite de grippe à droite et à la base. Douleur de côté
au début ; râle crépitant peu prononcé, souffle bronchique au bout
de 24 heures, crachats muqueux en grande partie blanchâtres,
quelques-uns légèrement rouillés. Diminution rapide des forces.
Mort en 3 jours.

Autopsie. — Hépatisation rouge de la base du poumon droit,
fausses membranes dans les bronches des lobes hépatisés.

Villermy entre à l'hôpital le 1er février ayant des pertes utérines.
Le 3, apparition des symptômes de la grippe ; le 5, sans cause con-
nue, frissons légers, augmentation de la fièvre, douleurs dans le
côté droit.

Le 6. Toux sèche, pénible, quinteuse ; l'auscultation et la percussion ne donnent rien. Crachats peu abondants, muqueux, filants.
Peau chaude, pouls accéléré, respiration gênée.

Le 7, aggravation des accidents, respiration fréquente (45), toux
très pénible, crachats visqueux, adhérents, mêlés de quelques bulles d'air, les uns blanchâtres, les autres rouillés. A droite et en bas
matité, souffle bronchique, bronchophonie, quelques bulles de
râles crépitants et muqueux ; expansion forte et puérile ; peau
chaude, sèche, pouls fréquent (135), mais peu résistant. Prostration remarquable des forces.

Le 8. Pas d'amélioration, menace de suffocation. Cette difficulté
de respirer ne dépend point de la douleur de côté. Le malade
semble manquer d'air.

Le 9. Dyspnée de plus en plus grande, menace d'asphyxie, matité dans les deux tiers inférieurs du côté droit, bronchophonie
avec un peu d'égophonie, souffle bronchique très intense, absence
complète de râle crépitant ou muqueux. Toux sans expectoration.
Altération profonde de la face.

Les symptômes d'asphyxie vont en augmentant. Mort.

Nécropsie. — Les lobes moyens et inférieurs du poumon droit
hépatisés au deuxième degré, quelques points d'hépatisation grise.
Poumon gauche engoué en arrière, les deux sommets étaient em-
physémateux. Membrane muqueuse du larynx et de la trachée par-

semée de plaques rouges (scarlatineuses). Rougeur de plus en plus intense à mesure qu'on descendait dans les bronches des lobes hépatisés. L'une des bronches qui se rendait dans le lobe inférieur du poumon droit était obstruée par un cylindre blanchâtre, fibrineux, analogue aux fausses membranes du croup bronchique. Ce cylindre envoyait des prolongements dans toutes les petites divisions bronchiques correspondontes; il adhérait faiblement à la muqueuse. Un cylindre de même aspect, également pseudo-membraneux, remplaçait l'une des grosses bronches appartenant au lobe moyen du même poumon. Ce cylindre se continuait dans toutes les ramifications bronchiques. Nous pûmes suivre ces concrétions polypiformes jusqu'aux dernières divisions des canaux aériens.

Elles commençaient dans les premières bifurcations des bronches et fermaient toute communication entre la trachée et une grande partie du poumon.

Les bronches du lobe supérieur du poumon droit ne contenaient que de simples mucosités.

Epanchement séro-sanguinolent dans la plèvre du côté droit, ausse membrane récente sur la plèvre.

Paris. — A. PARENT, imprimeur de la Faculté do Médecine, rue M.-le-Prince, 29-31.

www.ingramcontent.com/pod-product-compliance
Lightning Source LLC
LaVergne TN
LVHW011451180726
843503LV00007BA/2989